夜晚🌙
睡不着？

一本书帮你成功摆脱失眠困扰

[德]塔特亚娜·克罗恩莱/著 张晓晖/译

中国宇航出版社
·北京·

著作权合同登记号：图字：01-2021-2965 号

版权所有　侵权必究

图书在版编目（ＣＩＰ）数据

夜晚睡不着？：一本书帮你成功摆脱失眠困扰 / （德）塔特亚娜·克罗恩莱著；张晓晖译. -- 北京：中国宇航出版社，2021.8
ISBN 978-7-5159-1954-6

Ⅰ．①夜… Ⅱ．①塔… ②张… Ⅲ．①睡眠障碍—基本知识 Ⅳ．①R749.7

中国版本图书馆CIP数据核字(2021)第144674号

责任编辑　田芳卿		**封面设计**　李　松	

出　版
发　行　中国宇航出版社

社　址	北京市阜成路8号	邮　编	100830
	(010)60286808		(010)68768548
网　址	www.caphbook.com		
经　销	新华书店		
发行部	(010)60286888		(010)68371900
	(010)60286887		(010)60286804(传真)
零售店	读者服务部		
	(010)68371105		
承　印	三河市君旺印务有限公司		
版　次	2021年8月第1版		2021年8月第1次印刷
规　格	880×1230	开　本	1/32
印　张	7.125	字　数	134千字
书　号	ISBN 978-7-5159-1954-6		
定　价	32.80元		

本书如有印装质量问题，可与发行部联系调换

序　言

本书中文简体字版顺利出版，这是一件让人开心的事！

良好的睡眠是保障一天内健康充实最重要的前提。我们需要良好的睡眠，不只是为了高效工作，更为了保持身心愉悦。

睡眠障碍会导致困倦与注意力涣散，实验表明，长期缩减睡眠时间还会使情绪变得越来越糟。研究证实，越来越多的疾病和工作事故大多由睡眠障碍引发，这就意味着，睡眠障碍也是一种社会成本要素。

如果睡眠持续受到干扰，就应该求助医生并进行检查。睡眠障碍有各种各样的诱因，若没有发现其他生理方面的原因，就要考虑是否患有失眠。失眠的主要特征是入睡障碍：尽管极度困倦，却无法入睡。受失眠影响的人，夜间会经历漫长而痛苦的清醒时间，白天则疲惫不堪，情绪沮丧，工作效率低下，而且随着时间的推移，还会对无法入睡这件事产生极大的担忧。

他们似乎已经失去睡眠的能力。

安眠药是传统的治疗失眠的方式。然而，很多患者担心服用安眠药会产生"依赖性"，以及干扰日间注意力等非预期的副作用，希望在不借助药物的情况下能够恢复睡眠。但是，不吃药能够再度入睡吗？

毋庸置疑，这是可行的。每个人都可以自然地入眠，只是要知道该如何睡眠。本书描述的实现这一目标的方法比服用药物要困难一些，但可以带来长期的效果。这一方法以失眠认知行为疗法为基础，并以时间生物学及心理治疗相关知识为依据。如今，这一方法已成为对抗失眠症的标准疗法。作为一名心理治疗师与科研工作者，多年来我一直使用这一方法治疗部分严重失眠的患者，并不断改进疗法。看到病人在治疗过程中一步步摆脱失眠并重塑生活品质，真是令人欢欣鼓舞！

想要克服失眠，需要注意两点，即正确的知识和行为方式指南。本书既包含睡眠基础知识与失眠症病征的相关内容，也包含有效的治疗方法。书中解答了睡眠持续时间、睡眠质量和睡眠障碍后果等相关问题，并描述了引发睡眠障碍的心理因素，还提供了如何学习重新进入自然睡眠，重塑生活品质的方法。

塔特亚娜·克罗恩莱（*Tatjana Crönlein*）

目　录

第 1 章

睡眠与睡眠医学

　　摆脱睡眠障碍并自我康复，是一个极具现实意义的话题。忍受睡眠障碍折磨的人，通常认为自己是睡眠障碍症的受害者，觉得自己的身体运转不正常。遇到这样的情况，应该采取积极的态度进行自助。

　　需要提醒的是，治疗睡眠障碍的一个重要前提，是了解产生睡眠障碍的原因，以及导致这种状态持续的因素。也就是说，我们要明白睡眠障碍背后的病因所在。为了做到这一点，掌握自疗之法，我们需要具备一些有关睡眠与睡眠调节的知识。什么原因造成睡眠障碍，应该如何治疗，这些问题正是睡眠医学致力研究的课题。

1.1　睡眠医学史

　　长久以来，睡眠障碍都被视作一种心理障碍或危机反应，一般来说只是短暂发生，持续时间很短，借助助眠药物（安眠药）能够得到有效治疗。同时，我们也认识到，睡眠障碍具有不同的诱因，可能作为自主障碍经年存在。此类诱因可能纯粹源于我们的身体条件，也可能由不同的心理过程相互作用引发并持续。

　　一方面，对睡眠的错误认知是导致睡眠障碍的重要原因之一；另一方面，从睡眠调节相关知识中，已经可以找到改善睡眠障碍的方法。对于治疗而言，了解健康睡眠相关知识也很重要，因为从中可以获得克服睡眠障碍的帮助与支持。对睡眠了解得越多，受到睡眠障碍困扰的可能性就越小。

　　睡眠究竟为何物？我们为何要睡觉？古希腊人已经开始思索这些问题。古希腊罗马时期，人们信奉睡神修普诺斯（Hypnos），认为正是修普诺斯为人类与动物带来睡眠，因此，睡眠被视为"神之礼物"。

　　古希腊哲学家、科学家亚里士多德（Aristotle）把睡眠看作清醒的对立面。他描述了一种物质，这种物质白天在体内积聚，

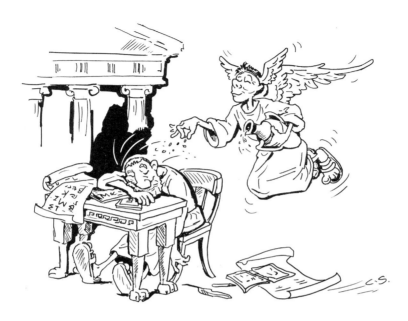

超过一定限度后就会引发睡眠。睡眠期间，这一物质会被分解。睡眠是一个过程，经过一段时间的清醒之后，睡眠无论如何都会出现。

古希腊神话中的睡神修普诺斯

修普诺斯（Hypnos），是古希腊神话中的睡神，他是死神塔纳托斯（Thanatos）的孪生兄弟，其母亲为黑夜女神倪克斯（Nyx）。两兄弟一起生活于冥界，每当母亲令世界落入黑夜之时，他就会吩咐从者到大地上诱使人类入睡。

与其无情的孪生兄弟相比，修普诺斯的性格比较温柔，往往在人死亡之际，给予其恒久的睡眠。只要他以神力诱使人类，就能使人入睡。他的催眠术，也是人神皆无法抗拒的。

修普诺斯的妻子是海仙女帕西提亚（Pasithea），他和帕西提亚生有三个儿子，分别是司掌"野兽姿态的梦"的伊刻罗斯（Phobetor），司掌"物体形态的梦"的方塔苏斯（Phantasus），司掌"人类姿态的梦"的摩耳甫斯（Morpheus）。这三人出没于万物的睡梦之中，能分别化成人形、动物及没有生命的物体。

被大神宙斯（Zeus）赐予永恒睡眠的恩底弥翁（Endymion），曾经从修普诺斯处得到睁着双眼睡眠的能力，这样他就能永远望着他心爱的月亮女神塞勒涅（Selene）。不过，根据希腊诗歌，应该是修普诺斯恋上了年轻的牧羊人恩底弥翁，因此才让他能在睡眠中睁开双眼，好让自己能欣赏这位少年的美貌。

在特洛伊战争期间，天后赫拉（Hera）计划把宙斯催眠，趁他熟睡时暗暗帮助希腊人。赫拉找到修普诺斯，让他帮忙催眠宙斯。修普诺斯开始没有答应，担心宙斯发怒，于是赫拉许诺把帕西提亚嫁给他。事发后，宙斯气得到处追杀修普诺斯，还把他从天上狠狠地打入地府。

修普诺斯的宫殿是黑海北岸一个阳光永远不会到达的阴暗山洞。在山洞底部，流淌着遗忘之河（勒忒河）的一段支流。宫殿的门前种植了大量的罂粟及具有催眠作用的植物——缬草，古希腊人将缬草誉为"神草"和"睡神草"。英语中的"催眠"（Hypnosis）一词，词源正是来自 Hypnos（修普诺斯）。

在一些艺术作品中，修普诺斯被描绘成一位赤裸的成年男子形象，有时长着胡子，背后则长有翅膀。他的另一个形象是安睡在一张羽毛床上，并以黑色的帘幕遮盖自己。睡梦之神奥涅伊洛斯（Oneiroi）作为他的侍者，为他阻隔外界的一切纷扰。

在古希腊，修普诺斯永远都与"死亡"相提并论，并认为他总是在模仿自己的孪生兄弟——死神塔纳托斯，古希腊人认为"睡眠"状态和短暂死亡很接近。不过，与孪生兄弟不同，睡神修普诺斯受到凡人的喜爱，因为睡眠有助于缓解人生的压力与痛苦，而且睡神的能力不光对凡人有效，对神也同样有效。

自从记录脑电波成为可能，为喜欢研究睡眠的人员打开了一扇通往新世界的大门。如同当今的成像技术，研究人员可以通过脑电波观察大脑活动的变化，并将之与特定行为联系起来。

由此人们发现，在入睡与睡眠过程中，脑电活动是不断发生变化的。借助脑电图，人们就有了了解睡眠过程的可能，睡眠也不再处于令文学家与解梦人或多或少沉湎其中的朦胧状态。

定义

脑电图（EEG）能够放大大脑的电流活动。根据脑电波的振幅（振动幅度）与频率（振动频率），可以将睡眠划分为不同的层级或阶段。清醒状态下，高频率、低振幅的脑电活动占主导地位；入睡时，脑电活动则变得越来越慢。在所谓的深度睡眠中，脑电波则表现为高振幅、低频率。此时，人们闭合双眼，呼吸缓慢，对外界的刺激也反应迟钝。

此前隐而未现的新认知，即"睡眠期间大脑活动的变化"，改变了对于睡眠本身的观念，睡眠不再是"死亡的兄弟"，而是大脑以不同方式工作的一个阶段。

随着 20 世纪初脑电图的发明，人们掌握了连续记录脑电波的方法，使得认识睡眠过程成为可能。

对于睡眠的系统性研究最先在美国进行。美国精神病科医生威廉·德门特（William Dement）理所当然地被看作睡眠研究的先驱之一。德门特师从内森·克莱特曼（Nathaniel Kleitman），后者最先观察并描述了 REM 睡眠阶段（快速眼动睡眠阶段，参见 1.5 节），该阶段属于五个不同睡眠阶段之一。

德门特当时不只是基础研究人员，还是研究不同临床睡眠障碍的奠基人。那时，人们已经开始"理解"睡眠。研究人员对大脑活动在睡眠期间发生的系统性变化进行观察，并检测剥夺睡眠给人体带来的影响，探索引发睡眠障碍的原因。随着第一家睡眠学会（美国睡眠医学会）的建立，这一研究方向被确立为一门严肃的科学，即睡眠医学，世界各地的医生与心理学家纷纷投身睡眠现象研究。由于当时人们对睡眠与睡眠障碍几乎一无所知，睡眠研究，尤其是初始阶段的睡眠研究，经历了一场真正的认知热潮。

如今，除了脑电波与肌张力，睡眠中的呼吸也被系统地记录下来。20 世纪 70 年代，睡眠呼吸暂停综合征首次得到关注。与睡眠相关的呼吸障碍会造成人们白天严重疲劳，若不进行治疗，甚至会危及生命（参见 3.2 节）。20 世纪 80 年代初，一种相对简单的睡眠障碍治疗方法产生效果，通过轻微正压为患者通气（接氧），从而防止睡眠中出现呼吸暂停。

其他睡眠疾病在这一时期也陆续被发现，如发作性睡眠病，一种伴有日间无意识睡眠与肌肉张力不足的障碍；不安腿综合征，一种引发夜间脚部不宁的运动机能障碍。当时，有超过 70 种睡眠障碍被分门别类。不过，大多数睡眠障碍仍需要科学的解释。在所谓的睡眠实验室中，可以确定是否存在这样或那样的睡眠障碍。

1.2　睡眠实验室里发生了什么

　　睡眠实验室可以监测睡眠质量，但如何才能进入其中呢？许多罹患睡眠障碍症的病人认为，睡眠实验室只接收与睡眠相关的呼吸障碍患者。实际上，近几十年来，所谓的胸腔医学实验室（肺部专科医学实验室）的数量已经大幅提升，其中睡眠实验室最早由生理学家和心理学家共同运营。

　　从历史上看，睡眠实验室是睡眠医学的发端，最早的睡眠检测都是在睡眠实验室中进行的。睡眠过程中发生了什么，睡眠为什么会被干扰，这些问题可以在睡眠实验室里得到解答。引发睡眠障碍的原因可能与运动机能系统、呼吸系统或心理有关。所有这些障碍均呈现出一个共同特点，即睡眠质量受到显著损害，患者不是无法入睡就是无法通眠，抑或日间感到疲倦，能力受到限制。

　　固定睡眠实验室[1]由疏导室和监测系统组成。为了导出脑电波，必须在头部与面部安上电极。电极组件会被粘牢，以使被检测人员在床上也能移动。此外，还会安上呼吸传感器与腿部

---

[1]　通常设在医院住院部。

活动测量电极。通常采用红外摄像机进行监测，信号直接读入计算机并进行分析。睡眠结构图（睡眠曲线图）是睡眠过程中各睡眠阶段的图形表述。第二天，医生或心理学家可以查阅夜间获得的信号数据，也可以对计算得出的结果进行总结分析。

　　睡眠实验室（固定的）一般设在医院，不过也有所谓的流动睡眠实验室[1]。流动睡眠实验室由可在不同地点记录所需信号的仪器组成，这类仪器可以带回家，因而称为流动睡眠实验室。

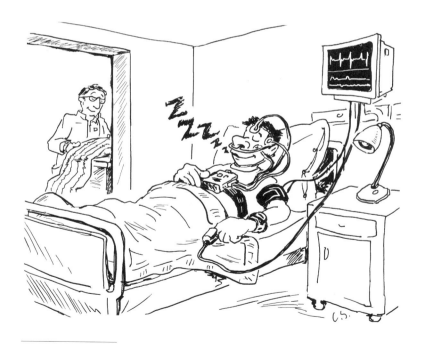

---

[1]　通常设在门诊部。

在睡眠实验室里，不仅可以检查睡眠本身，还可以检查与睡眠相关的生理紊乱。确认睡眠质量及其影响因素（如呼吸）所需的所有信号，都可以在这里被监测。所有此类信号的记录称为多导睡眠图。所谓多导生理记录主要指对呼吸与氧饱和进行测量，并不包括脑电波的监测。表1显示的是睡眠实验室里可以监测到的各项数值。

表 1　睡眠实验室能够监测的各种生理信号

信号类型	功能
脑电波	显示从清醒到深度睡眠的清醒层级（清醒程度）
呼吸	显示是否存在呼吸暂停或呼吸减弱
眼动	快速眼动睡眠测定
麦克风	鼾声
肌紧张	用以测定各睡眠阶段及睡眠中的运动
腿部肌张力	睡眠期间的腿部活动记录
心电图（EKG）	心率

睡眠实验室是睡眠医学研究的主要单元。如果存在慢性睡眠障碍，可以借助多导睡眠图查明导致睡眠障碍的诱因。即便未能发现生理方面的睡眠障碍，至少可以确定睡眠的质量：完成了多久的睡眠？睡眠曲线是怎样的？睡眠是否常被扰断？治疗医师可以将多导睡眠检测结果与患者主诉结合起来分析，必

要时给出相应的治疗建议。

> **定义**
>
> 　　睡眠实验室是用于记录睡眠质量与睡眠指数的测量单元，通常见于较大的专科医院。不过，越来越多的医师诊所现在也设有睡眠实验室。睡眠实验室能够进行多导睡眠图实验，监测不同的生理信号，如脑电波、呼吸与腿部活动。此类监测通常会持续一整夜。

　　如果有了睡眠障碍的准确诊断，便能做出相应的治疗。

1.3　入睡过程中发生了什么

　　您认为：健康的睡眠是怎样的？通常需要多久才能入睡，会睡多久？我们究竟为什么睡眠？

> **即时测试**
>
> 　　您可以在这里自主测试您对睡眠的认知。现在，请写下您对以下提示语的猜想。

睡眠时间——睡多久是正常的？

_____

入睡时间——我们需要多久才能入睡？

_____

睡眠不足会生病吗？

_____

优质睡眠是指什么？

_____

请将您的回答与下文进行比较。

入睡——一个过程。健康的入睡自主发生，是一种无意识的过程。当我们处于放松状态或拥有足够的睡眠压力[1]时，这一过程便会自然发生。入睡是一件自然而然又非常简单的事情，没有睡眠障碍的人，躺下后就会"消失"。这一"消失（状态）"，通俗来讲，说明人的入睡并非主动行为，而是被动体验。

在口语化的"消失（状态）"中潜藏了一个过程，这一过程，对于睡眠障碍症患者而言似乎很难实现。入睡障碍人群恰恰无法进入简单的"消失（状态）"。他们不再相信自己会经历这一状态，并开始做出一些完全可以理解的行为，想要主动干预

---

[1]　足够的睡意。

入睡过程。然而，他们越想控制入睡，就越容易产生任由睡眠障碍摆布的感觉。

浅睡多导睡眠图片段如图 1 所示。

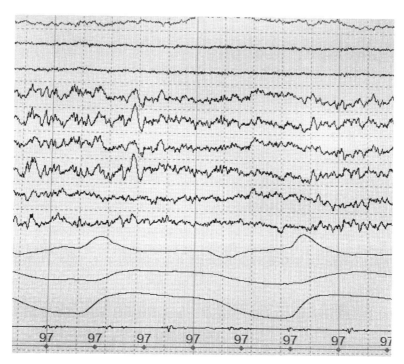

图 1　浅睡多导睡眠图片段

⊙入睡自主发生，无须任何主动干预。

那么，入睡是如何运行的呢？当我们入睡时，大脑开始慢慢隔离外部环境，脑额叶工作放缓，特定大脑区域负责减少外部刺激对入睡过程的干扰，大脑开始进入分阶段睡眠。

入睡是具有自我时间要求的一个过程，而非像开关那样。因此，入睡过程中经历的"消失（状态）"并不符合身体运行过程。入睡过程在入睡阶段持续变化的脑电波中很容易被读取。

入睡过程

清醒阶段，高频率波动在脑电图中占主导地位（脑电图介绍，请参见 1.1 节），入睡期间则会出现慢波，即所谓的 δ 波。δ 波描述的是介于清醒与睡眠之间的中间状态，这种意识状态可以通过冥想或者深度放松达成。关于该阶段的梦境图像有相关的报道，这些想法看起来相对具有结构性，但被不合逻辑的内容打散。

δ 波之后，进一步的入睡过程中会出现所谓的纺锤波或 K–复合波，这类脑电波波形表明睡眠开始进入第二阶段（睡眠阶段 2）。研究表明，这时的唤醒阈值升高，想要唤醒一个人，需要更大的声音刺激。大脑可以更好地隔断声音，这很可能是保护进一步入睡的一种机制。

入睡过程可以在一分钟或更长时间内快速完成。一般认为，20 分钟以内能够入睡均属正常。入睡过程中，大脑产生的清醒波越来越少，这有益于睡眠波的产生，之后则逐渐陷入睡眠之中。

睡眠感知稍晚才会出现。从睡眠实验中得知，睡了数分钟之后，我们才会感知睡眠发生。慢性睡眠障碍患者必须保持 15 分钟无干扰睡眠，才会发觉自己真的睡着了。如果较早觉醒，他们可能会断言自己未曾睡着。不过，一旦入睡，对于睡眠障碍患者而言，他们和健康的人一样，都会产生比自我感知和记忆更多的睡眠。

您可以借助飞机抵近的画面进行想象。其实，飞机的飞行速度远比您感知的要快得多。睡眠的生理信号并非一直都能被觉察，尤其是在入睡阶段，很容易被低估。

⊙入睡过程中，身体会产生比我们能够感知的更多的睡眠。

1.4 有关睡眠时间的真相

正常的睡眠时间是多少？参照睡眠医学分类，只要觉得睡眠能够达到放松效果，5 ～ 10 小时的睡眠时间便是"正常"的。民众普遍认可的平均睡眠时间为 7 ～ 8 小时。如果自己的睡眠时间总是存在偏差，那意味着什么呢？例如，平均 4 个小时的睡眠时间,真的也是健康的吗?

如果睡眠时间之类的事物可以测量,就会对标准产生期望。什么是正常的?偏离正常值会有危险吗?医学上,通常将情况划分为"正常"与"异常",这也适用于实验室数值与其他检测结果。不过,即使出现很大偏差,也不一定是"生病"所致,通常都源自消极因素的影响。那么,我们该怎样看待睡眠时间呢?

对什么算是"正常"的睡眠时间这个疑问,很难轻易回答。几乎没有哪种人类行为像睡眠这样深受文化的影响。不同的人,不同的文化,睡眠时间千差万别,且随着年龄不断发生变化。

进入青春期之前,儿童的深度睡眠比例更高,他们的睡眠时间也比青少年与成人来得长。青春期时的睡眠时间可能还会更长,不过每天都会产生波动。进入职业生涯后,睡眠时间通常变得更加规律,但轮班制工作可能会成为妨碍因素(见10.3节)。不过,也有证据表明,脱离职业生活后,人们的睡眠反而可能变差。原因之一是卧床的时间改变了。许多人沉湎于再也不用在固定时间起床的快意之中,甚至把赖床时间延长至日间。

> **有关睡眠时间的真相**
>
> ※ 西方发达国家,平均睡眠时间总计 7.5 小时。
>
> ※ 睡眠时间随年龄而变化。

※ 新生儿每天睡 17 小时，幼儿睡眠时间为 13 小时，青少年则为 9 小时。

※ 进入职业生涯后，睡眠时间仅为 7 ～ 8 小时。

※ 到了退休年龄，大多数人睡眠时间为 7 小时。

※ 睡眠时间在个体内部与个体之间都可能存在偏差。

※ 相比夏天，冬天的睡眠时间更长。

睡眠习惯。一般而言，我们的睡眠是单相的。也就是说，我们白天保持积极状态，夜间用连贯的时间来睡眠。很多文化群落中，也会采用多相睡眠，即睡眠不再集中，而是分阶段进行。例如许多热带国家，由于气候炎热，人们会在中午休息。

尽管人类历史上关于睡眠的史料很少见，但还是可以大胆猜测，睡眠会在适当时间进行，且日常生活不会像今天这样根据睡眠时间来调整。问题在于，睡眠时间"标准化"是否真的符合人类的习性，而非出于对秩序与效率的需求？

多相睡眠

为什么不分阶段睡眠呢？总体而言，我们对于多相睡眠的认知仍然太少。实验表明，通过多相睡眠，可以将每日的睡眠时间减少到两个小时。这一睡眠模式被称为 Uberman 模式。

缩短睡眠时间的动机，更符合有效规划并优化睡眠的需求。长时间的睡眠会令人不适，但极端情况下，集中进行较长时间的睡眠又几无可能（如环球旅行者）。因此，部分人渴望能够集中进行长时间的睡眠，另外一部分人却希望缩短睡眠时间。

多少睡眠量是健康的？我们到底该睡多久？最新的研究成果表明，慢性睡眠不足会对健康产生长期影响。比如，研究人员发现，如果睡眠过少，随之而来的是心血管系统疾病与糖尿病发作风险升高。慢性睡眠不足还会导致身体超重，对于儿童尤为明显。

诸多此类研究已在知名专业期刊发表，但在学术界仍存在争议。我们无法确定睡眠过少就会致病，因为睡眠不足并不等同于缺乏睡眠。有些人睡眠时间少于 6 小时，身心完全健康。另外一些人睡了同样多的时间，却感觉身体根本没有恢复过来。同时，也有研究指出，睡眠时间太长会增加患病风险。

迄今为止，睡眠时间对于疾病产生的影响，主要在流行病学研究中进行。此类研究以大量人群的访问调查为依据。遗憾的是，正因为这些数据通过调查得来，研究结果也可能会因为样本问题产生错误。为了能够做出确切的论断，还需开展实验研究，即有关实际睡眠监测数据与大量人群长期跟踪观察的研究。

当下，我们仍然无法就最低睡眠时间给出任何明确的观点，但这并不表示睡眠时间无助于精神恢复。睡眠时间依据年龄与生活状况发生变化，对于睡眠时间，人们具有极强的适应性，睡眠过少可以通过身心疲倦与其他病痛察觉。

如果您的身心得以恢复，无论 4 小时还是 7 小时，您的睡眠已经足够。首要的问题是，我们需要有规律的、足够的休息时间。相比纯粹的睡眠时间，更为重要的是睡眠质量，而睡眠质量可以被监测。

即时测试

请您暂停片刻，思考一下"优质睡眠"的真正含义。

您最喜欢怎样睡觉？

_____

您有最低睡眠时间要求吗？

_____

这一时间是多久？

_____

请您记录下来，我们稍后探讨其目标时再次讨论。

1.5 睡眠结构

　　睡眠并非一种状态，而是在大脑内部产生诸多变化的过程。不同睡眠阶段发生不同变化的过程，逐步揭开了睡眠的真相。德门特与克莱特曼观察睡眠中人的脑电波时，发现这些电波会在睡眠期间发生变化，而且特定波形会反复出现。

　　睡眠定义中包括对外部刺激反应减弱。根据所处的睡眠阶段，唤醒阈值会升高或降低。一般情况下，入睡不久，我们便会进入深度睡眠。此时，可以在脑电图中看到慢波与高波，这是大脑与外部世界高度隔离的标志。这一时刻，必须大声喊叫，才能唤醒熟睡的人。

　　深度睡眠有其独特性。瑞士研究人员发现，彻夜不眠的人，深度睡眠比重将会提升。一夜未合眼后，受测试者表现出程度更重的深度睡眠，身体通过更为深度的睡眠来弥补缺失的睡眠。此类实验引发了大量有关睡眠觉醒调节的研究，通过这些研究，人们加深了对睡眠的了解。这些研究结果看起来适用于所有哺乳动物。

> ⊙身体通过更为深度的睡眠来弥补缺失的睡眠。

健康成年人的深度睡眠比例约为 20%，儿童的比例更高，老人则呈下降趋势。根据睡眠期之前的清醒时长，我们有或多或少的深度睡眠。睡眠期前清醒阶段越长，深度睡眠越充分。不过，并非只有深度睡眠影响身体恢复。接下来的 1.6 节将会详细介绍如何做有助于恢复睡眠。

REM（快速眼动）睡眠阶段。REM 睡眠阶段起何作用？快速眼动睡眠阶段夜间平均出现四次，每次间隔 60～90 分钟，并伴有某些特定特征，其中之一便是快速眼动，这一活动可以通过闭合的眼睑识别。

1953 年，美国睡眠研究人员阿瑟林斯基（Aserinsky）进行的睡眠研究指出，受试者在睡眠期间表现出非常典型的特征。尽管他们睡得很深，但脑电图呈现的情况与清醒时十分相似，即肌张力低，眼动快。如果受试者在这一睡眠阶段醒来，通常能够说出十分生动的梦境经历。由于快速的眼部运动，这一阶段被命名为快速眼动睡眠阶段。该阶段因为能详细描述梦境，引发了科学界的极大兴趣。早期阶段，由于人们的研究兴致过高，所有其他睡眠阶段被统称为 NEM（非快速眼动）睡眠阶段。

此外，REM 睡眠阶段还负责巩固程序性记忆内容。也就是说，这一阶段的活动或过程将被储存。该阶段也与情感内容处理有关。不过，研究至此还远未结束。

1.6 何时睡眠最好

睡眠时间和睡眠深度。您上一次真正优质的睡眠出现在什么时候？您是如何界定的？是依据睡眠时长还是入睡时间？另外，什么样的睡眠才是优质的？这些问题显然是治疗睡眠障碍的基础性问题。

优质睡眠是否与特定的最低睡眠时数或睡眠深度有关？对此问题，研究人员进行了相关研究。他们监测人们的睡眠，并让人们根据恢复效度评估自己的睡眠质量。结果显示，睡眠恢复与睡眠深度及睡眠时长无关，而与觉醒反应的次数密切关联。所测觉醒反应或睡眠中断越少，睡眠越被认为有助恢复，此项研究与睡眠治疗师的判断相符。也就是说，对恢复尤为重要的并非睡眠时间或者深度睡眠量，而是睡眠的连续性。

就像一场火车旅行，想象一下，您乘坐一辆火车，而这趟火车总是近乎停下甚至真的停许久，旅行因此不再顺畅，并且让人感到精疲力竭。睡眠亦是如此。睡眠中断的次数越少，睡眠越有助恢复。此类研究结果对于理解"优质睡眠"十分重要。任何一项睡眠障碍治疗的目标，都应着眼于改善睡眠的连续性，而非侧重提升深度睡眠量或睡眠时间。

> ⊙任何睡眠障碍疗法的目标都着眼于改善睡眠的持续性，这也意味着清醒期减少。

睡眠越平顺，越有助恢复。在这里，需要指出的是，睡眠只是有助恢复的诸多条件之一。对于那些认为仅由睡眠质量决定其健康的患者而言，这一点很难理解。

有些人客观来看睡得很好，但自我感觉并未恢复。其实，即便拥有健康睡眠的人，也不会每天都感受到同样的睡眠恢复。恢复是一种状态，受各种因素（健康、压力、情绪）的影响，而睡眠只是其中的主要因素之一。

总结

持续睡眠是恢复的前提之一。根据睡眠医学专家建议，最低睡眠时长为 6 小时。只要不对日间造成干扰，睡眠时间更短一些也对健康无碍。如果我们睡得过少，身体会通过更为深度的睡眠加以平衡，也就是说，会产生更多的深度睡眠。入睡或多或少自主发生，不过我们可以干扰，也可以推进这一进程。睡眠实验室可以了解睡眠并探查产生睡眠障碍的原因。

第 2 章
当睡眠出现障碍时

　　所有睡眠不佳的人，都会着手探寻诱因，这是很自然的事。无法入睡不仅给身体带来负担，也影响情绪。如果睡眠表面上没有任何缘由就产生障碍，通常会加剧担忧，睡眠因而再度不良。如此持续下去，睡眠障碍就会无法控制，也就是说，它变得自主而不可控。

　　睡眠医生的任务是找出睡眠障碍诱因并进行治疗。但睡眠障碍究竟意味着什么？意味着我们过早觉醒或者入睡时间过长？此外，觉醒反应次数多少才算是正常的？您已经开始自己寻找原因了吗？本章及下一章将介绍睡眠障碍的形式与常见诱因。

2.1　入睡障碍

入睡时间，也称为睡眠潜伏期，指从关灯到睡着的时间。理想状况下，入睡的过程可以描述为上床，关灯，然后入睡。事实上，只有少数人可以做到这样，大部分人入睡前会在床上读书或者看电视。如今电子书与平板电脑越来越受到青睐，使用也更加普遍。

大家这么做的原因，其中一部分纯粹是乐在其中，而另外一部分人则是为了借此平复自我。这些行为都很正常，如果人们可以妥善应对此类情况，白天不会因睡眠不佳而感到困扰，那么，任何形式的睡前活动都是可以接受的。

举例

P女士称，自己总是在卧床看电视时入睡。她早已习惯如此，并且能很好地入睡与通眠。日间，她也自觉精力充沛。

如果发现上床后很长时间过去了仍然难以入睡，就需要考虑是否有入睡障碍。这是什么意思呢？人们起初会好奇，自己为何无法入睡。入睡障碍成因各异，如噪声、忧虑或疼痛。在这些情况下，入睡障碍完全可以得到解释，无须让人担心，之后也不必就医。如果入睡问题无法解释，反而更令人担忧。

举例

G 女士有两个孩子，一个 17 岁，一个 19 岁。如果孩子们在回家的路上，G 女士晚上便一直睡不着。每到这时，G 女士都希望自己努力保持镇静，却总感觉似乎要在床上躺到地老天荒也无法入睡。直到听到孩子们到家的声音，她才放下心来。一般来看，G 女士实际上并无入睡障碍。

如果我们身心疲倦且有入睡的"最佳条件"，比如，无外部或内部因素导致的压力，却仍然无法睡着，就要考虑入睡障碍的可能。这里，必须对"最佳条件"这一概念进行阐释，因为几乎没有人生活在这种理想条件之下。此处所指的并非社会或健康类的绝对最佳条件，而是适于睡眠的最优条件，即安静的环境，舒适的温度，恰当的睡眠时机等。

"尽管一切皆好，我却依旧睡不着。"这是很多人面对的一个问题。如果人们无法认知产生睡眠障碍的原因，就可能越来越多地省察自我，也就变得越发清醒。许多人因此越来越陷入不断地进入睡眠的尝试，并发现无论何时自己都无法入睡。于是，他们开始倾听自我，或发掘这种状况下也能入睡的应对策略。

如果经常重复这样的过程，就会发现自己已经失去对入睡过程的控制，入睡不再自主发生，而是变得越发困难，直至毫无可能。这样的经历越频繁，入睡就越困难。任何时候，身边那些"躺下就能入睡（消失）"的人都令人羡慕。上述经历，通常是失眠症的发端。失眠症是一种非生理原因诱发的持续性睡眠障碍，即使拥有最佳睡眠条件也无法成眠。

> ⊙入睡障碍与时间标准较少关联，确切地说，与感到无法在限定时间内入睡更为相关。

2.2 睡眠维持障碍

睡眠维持障碍通过睡眠中断的不同形式来定义。夜间我们多久醒一次？这一问题根本没有适当的答案，因为相关研究仍不充分。其实，我们每个人都会有睡眠中断，甚至比我们感知到的要多得多。但是，只要我们第二天清晨醒来之后元气满满，并且睡眠中断并未导致更长的清醒阶段，那么这些睡眠中断就不再重要。夜间的清醒状态具有不同的类型（参见表2）。

表 2　入睡后的清醒状态类型

睡眠中断	定义
觉醒反应	响应某种刺激而醒来，如声音，通常与再度入睡相关
觉醒	数秒范围内最短时限的睡眠中断，睡眠进程被扰断，觉醒往往因睡眠呼吸暂停或周期性腿动导致
夜间清醒期	夜间可确定的较长清醒期内，通常会感到不适
最终觉醒	醒来，再无入睡可能

觉醒反应

觉醒反应是正常的，毕竟睡眠时人体并非处于昏睡状态，而是随时可以觉醒。此类觉醒不会引发最终的清醒状态，理想情况下，我们很快便会再次入睡。

与浅度睡眠阶段相比，处于深度睡眠时，需要更为响亮的声音刺激才会使人觉醒。觉醒反应基于外部刺激如噪声而发生，也会因为生理刺激如疼痛而产生。睡眠中的呼吸暂停也可以让人觉醒，一如转身会带动疼痛。因此，研究夜间频繁醒来的原因很有必要。

觉醒

最短时限的睡眠中断被称为觉醒。此时，熟睡中的人并不会醒来，而是表现出几秒钟的深度睡眠减弱。

可以借助火车进行想象。一辆火车短暂制动但并未真正停下,这就是觉醒。觉醒时间很短,以致不被觉察,但严重干扰睡眠进程。睡醒之后,人们会发现自己的身心难以得到较好的恢复。

觉醒通常有生理方面的诱因,在睡眠实验室里可以一探究竟。通过脑电波、呼吸与腿部肌肉的同步记录,可以找到引发觉醒的两个十分常见的原因,即睡眠过程中的呼吸暂停和周期性腿动。

呼吸暂停常与觉醒联结在一起。呼吸暂停结束时,通常会加重呼吸,由此导致短暂的睡眠中断。睡眠呼吸暂停如果不做治疗,会引发疲倦并干扰睡眠(参见 3.2 节)。引发觉醒的另外一个原因是所谓的睡中周期性腿动(参见 3.4 节)。虽然觉醒和周期性腿动之间的相互关系尚未查清,但睡眠中的周期性腿动以及呼吸暂停的确会导致"睡眠片段化"。

持续的觉醒分解了睡眠过程,并使睡眠不再有助于恢复。我们试用音乐中的事例来清楚地阐释这一点,想象一下,有人演奏小提琴,但表演始终断断续续。此刻,即便您十分熟悉这段音乐作品,也提不起任何倾听的兴致。

> **定义**
>
> 觉醒是睡眠进程中的超短睡眠中断,大多数情况下由生理原因引发,如睡眠呼吸暂停。

当发现自己存在大量睡眠觉醒时，大多数人都会对自己的浅度睡眠产生抱怨。他们会有这样的感觉：每一个细小的声音都能让我醒来。这样的睡眠无助于恢复，而且每天早上都有筋疲力尽之感。只不过，觉醒其实也可以引起恰当的觉醒反应。

夜间清醒

睡眠期间的清醒与觉醒明显不同。此时，人是醒着的，且在第二天仍能记起。夜间并不存在"标准化"的清醒期，部分人很快会再度入睡，其他人则感觉需要花费数小时才能重新睡着。当然，睡眠过程中没有产生清醒期，这样的睡眠是最为理想的。夜间出现短暂的清醒期不足为奇，不会降低恢复效度。

睡眠者大多未能发觉觉醒，但夜间的清醒期却因其持续性经常被高估。对于我们而言，感受到的夜间清醒期似乎总是比实际的要长一些。对于睡眠障碍人群来说，这种印象更甚，夜间的清醒期令他们觉得更难熬。

⊙夜间的清醒期可以长时间被记住，因而其持续时间经常被高估。

夜间醒来，如果未能立刻再度入睡，可能由以下原因造成，参见下方框表。

夜间觉醒后，妨碍再度入睡的原因

※ 光线过亮。

※ 噪声，比如床伴的鼾声。

※ 忧虑。

※ 强烈的情绪，如恐惧或悲伤。

※ 疼痛。

※ 耳鸣。

太亮的光线或不规律的噪声，如鼾声，会使夜间难以再度入睡。如果这些声音在情绪上获得负面评价，情况会更糟。许多女性夜间深受床伴鼾声困扰，某些情况下也可能是男性，这一困境大多只能通过其中一人搬离卧室来解决。如果无法解决，睡眠维持障碍就注定会发生。借助耳塞或许能够缓解这一困境，否则，面对嘈杂而不规律的鼾声，只能求助耳鼻喉科医生。

不适感，如疼痛或耳鸣，会加剧再度入睡的困难。疼痛会影响肌肉的放松能力，身体可能会随之无意识地痉挛，从而加剧疼痛。如果躺下的过程中感到疼痛，就该去求助医生。若躺在床上时才出现慢性疼痛，则可借助合适的床垫来解决。

疼痛、耳鸣、床伴的鼾声或其他干扰因素，并不能完全杜绝。当然，尽管夜间不能彻底消除上述因素的影响，也不该不当回事儿地一味忍受，应该尝试寻求相应的专业帮助来缓解它们。

再度入睡，最主要的干扰因素是强烈的情绪，尤其是愤怒和忧虑。消极情绪不仅令人不适，还会加剧恐惧，也即压力，压力会使睡眠变得困难。与白天相比，夜间更容易受到负面情绪的影响，产生这一问题的原因有多种。

首先，每个人都会在夜间经历情绪低落，尤其在凌晨两点到三点之间。这样的情绪低落由生理条件决定（正常且发于健康人群），甚至会在良好的情绪状况下出现。人们在夜间觉得特别难以忍受的问题，到了第二天，可能发现其实并没有那么糟糕。

其次，黑暗中卧床时缺乏消遣，是产生此类夜间轻度抑郁的另外一个原因。就像放大镜聚焦，我们只能任由思想摆布。夜间苦苦思索感到有压力的事情，会使人产生觉醒效应，也会使得这样的夜晚以极其不愉快的印象留存在记忆中。

2.3 早醒

伴有再度入睡障碍的夜间觉醒，可能会导致睡眠期不得不提前结束，专业术语称之为"早醒"。早醒指比计划醒来的时间更早觉醒，并感觉夜晚已经过去。早醒大多发生在凌晨三点到四点之间，通常无法再度入睡。这种早醒令人备受折腾并感到沮丧，随之而来的是异常糟糕的情绪。

早醒也可能是抑郁症的征兆，大多数抑郁症患者通过睡眠障碍发现自己的抑郁迹象。相比入睡障碍，早醒令他们更痛苦。如果早醒且无法再度入睡，并伴有心绪不宁，动力缺乏，应该积极就医。

不过，早醒也可能与极不规律的睡眠时间有关，这是睡眠压力不足的表现。比如，睡前阶段已经入睡，那么接下来的夜晚几乎不会再有足够的睡眠压力，这样就会提前醒来并保持清醒。

举例

晚餐后，J先生喜欢在沙发上躺一个小时。通常情况下，过不了多久他就会睡着。然后，妻子会叫醒他。当他晚上11点30分上床睡觉时，他也可以轻松入睡，只不过仅仅过了三个小时就会再次醒来，并且无法再度入睡。

⊙如果没有受到频繁的觉醒干扰，也没有被令人不适的清醒期或早醒扰断，那么睡眠便是有助于恢复的。

2.4 什么是睡眠障碍

睡眠障碍是一种疾病,疾病的范畴包括确切的症状、可能的诱因以及相关的治疗。

睡眠障碍分类

通用的国际疾病分类(ICD-10)中,列举了不同类型的睡眠障碍。其中最为人熟知的有:

※ 失眠症,慢性睡眠障碍(入睡与睡眠维持障碍、睡眠质量不佳),非生理原因诱发。

※ 嗜睡症,日间嗜睡增多,困倦加剧。

※ 发作性睡病,其症状包括日间肌无力与日间非意志突然入睡。

※ 睡眠相关呼吸障碍,如睡眠呼吸暂停综合征(睡眠期间呼吸停止)。

※ 睡眠相关运动障碍,如不宁腿综合征(神经性障碍,引发晚间与夜间腿部运动欲望增多)。

※ 异睡症,睡眠期间的异常行为(如梦游、噩梦、磨牙)。

此外,还有一系列其他病症,但相对较少出现。

各类睡眠障碍在诱因与治疗方面具有明显的差异。例如，睡眠呼吸暂停是由上呼吸道阻塞所致（参见 3.2 节）。也就是说，这是纯粹的生理机制问题，因体重超重或呼吸道过于狭窄引发。相反，失眠症是由心理与生理机制相互强化所致。睡眠呼吸暂停可以借助呼吸面罩进行治疗，而治疗失眠症的首选方案则是行为疗法。

所以说，睡眠障碍的准确诊治取决于确切的病因分类，这样的诊断需要持续一段时间且花费昂贵。例如，可能涉及睡眠实验室留观（参见 1.2 节）。不过，大多数情况下，这样的付出是值得的，毕竟对生理方面诱因的忽视，可能引发致命后果。上述病因，基本上可以分为以下三个方面：

（1）行为 / 思想。

（2）生理原因。

（3）环境因素。

图 2 摘录了部分最为常见的病因。

如图 2 所示，睡眠可能受到不同因素的影响。除了生理原因，环境因素也会起作用。不过，最常妨碍睡眠

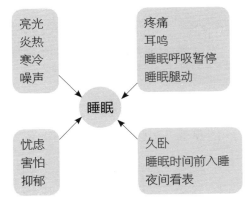

图 2　影响睡眠的因素

质量的是心理因素与行为方式。

　　睡眠障碍最常见的诱因又有哪些？这一问题将在下一章探讨。

第 3 章
睡眠障碍诱因

　　睡眠障碍有生理方面的原因，比如打鼾、疼痛、心悸、气短、咳嗽、骚痒、急尿频，还有心理方面的原因，比如焦虑、抑郁、精神紧张或者强迫症状等。环境因素也是引起睡眠障碍的一个原因，比如亮光、炎热、寒冷、噪音等。此外，不当的行为方式如长时间赖床或卧床刷手机、看电视，也会导致睡眠障碍。

3.1　打鼾

　　打鼾在男性中十分常见，尤其是上了年纪的男性。大约60% 的男性和 40% 的女性会打鼾，因此，这是一件比较"寻常"的事情。但到底什么是打鼾呢？鼾声由鼻咽腔部的组织振动引发，常伴有鼻息阻塞。所以，感冒时更容易打鼾。随着年龄的增长，肌体组织机能减弱，睡眠时肌肉变得更加松弛。因此，年纪较大时，打鼾的概率就会增加。

　　还有两样东西可使打鼾加剧，一是酒精，二是具有强烈镇静效果的药物，如苯二氮卓类药物。后者常被用作安眠药。可以说，这两者都是肌肉紧张的软化剂。

　　打鼾通常是无害的，但对于床伴而言，却尤为难受。若鼾声响亮又不规律，打鼾可能就会成为健康问题。打鼾也可能是睡眠呼吸障碍的征兆，这种情况下，通过松弛的组织吸气，气道会变得非常狭窄，以致没有足够空气通过，然后便需要努力吸气。这种所谓的阻塞性打鼾，是睡眠呼吸暂停的早期阶段。

　　如果您的鼾声响亮而不规律，同时深受睡眠障碍或睡后身心无法恢复的折磨，应该请专科医师检查一下您的夜间呼吸，这一检查可以通过多导生理记录仪来完成。

3.2　睡眠呼吸暂停

　　睡眠呼吸障碍可能是身心无法恢复或睡眠维持障碍的诱因之一。当我们睡觉时，身体机能会确保我们能够继续正常呼吸（尽管更平静一些）。但在某些情况下，也可能出现呼吸间歇。此时，上呼吸道短暂阻塞，以至于太少或者根本没有空气通过。上呼吸道完全闭塞的情况称为睡眠呼吸暂停，否则就叫低通气。低通气时，上呼吸道变窄，只能有极少空气通过。

> ⊙睡眠呼吸间歇，即所谓的睡眠呼吸暂停，是男性睡眠障碍的常见诱因。

　　阻塞原因通常是机械性的，如上呼吸道太窄或者组织过于松弛。一般通过正压通气进行治疗，也就是说，通过气流形成上呼吸道气动夹板。用于治疗的机器称为无创呼吸机（CPAP，持续气道正压通气）。

　　睡眠呼吸暂停综合征这类疾病多见于中年男性，超重者"更受青睐"。经常饮酒也会引发打鼾与呼吸暂停增加。部分患者通过他们的床伴得知，自己在打鼾或睡眠过程中不断出现呼吸停顿。但多数患者意识不到自己存在呼吸暂停现象，他们只能察觉自己睡得不好，频繁觉醒且（或）第二天疲惫不堪。如果出现不规律打鼾与睡眠维持障碍，就可能患有睡眠相关的呼吸障碍。这种情况可通过多导生理监测及早发现。

> **定义**
>
> 多导生理记录仪（呼吸暂停监测）是一种门诊检查夜间呼吸的设备。通过传感器记录夜间睡眠时的呼吸，以便第二天进行评估。患者可以居家检查。正常情况下，呼吸暂停监测设备不做睡眠状况记录。该设备通常由肺科及耳鼻喉科医生签发。

3.3 夜间不安腿

不安腿综合征（RLS）是一种神经系统疾病，常引发睡眠障碍。该病多发于中年女性，典型症状是患者自诉小腿或脚部有蚁爬的痒痛感。这种感觉十分难受，因此必须活动双腿，要么相互摩擦，要么应激地自发行走。很多患者也会选择按摩双腿或涂擦清凉药酒。

这种障碍性疾病只在休息时出现，且大多发生在夜间，极少数情况下也会波及双手。自发行走或者按摩可以迅速缓解不适。罹患不安腿综合征，会在入睡阶段与睡眠期间出现腿部抽搐（参见 3.4 节）。

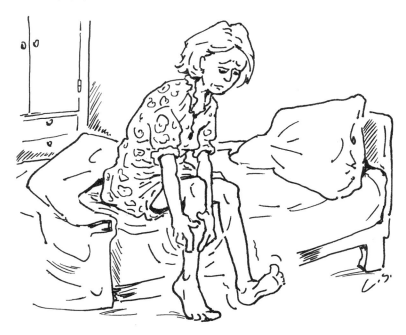

不安腿综合征严重的话，可能会延迟入睡，因为患者根本无法安静下来。部分药物获准用于不安腿综合征的治疗，但这些药物必须长期服用。

3.4　睡眠腿动

腿动会与不安腿综合征一起在夜间睡眠时发作，可能会出现于入睡阶段与浅度睡眠期间。周期性腿动不要设想成剧烈的腿部运动，否则就不必在睡眠实验室中对其进行测定了。

腿动可以表现为十分不明显的脚部活动，周期性发作，即在一定时间间隔内有规律地发作，并可中断睡眠进程。正因如此，腿动激发了睡眠医生的兴趣。即使这些动作无害，甚至几乎看不出来，但在睡眠实验室的监测中，它们却会变得明显，也会由此发现腿动确实能妨碍睡眠并造成患者觉醒（超短睡眠中断）。

经常忍受睡眠维持障碍折磨的患者，晚上会无缘无故地醒来，或感到睡眠无法恢复身体。部分患者表示总感觉脚端的床铺皱皱巴巴的。腿部的抽搐，也令床伴感到困扰。

睡眠中的周期性腿动可能与不安腿综合征同时出现，也可单独发作。

周期性腿动何时需要治疗？这一问题，即无意识腿动是否需要治疗，何时应该治疗，目前医学界仍在讨论。如果扰断睡眠的影响严重到睡眠无法令身心恢复，就应该采取治疗措施。这种影响首先可以在睡眠实验室中查证。在这里，不仅可以测量腿动，还可以监测睡眠的连续性。

3.5 睡眠障碍的外部诱因

还有一系列环境因素会影响睡眠。这些因素十分常见，每个人都能想到，比如响亮而不规律的噪声，炎热或寒冷，也包括刺眼的光线。极端的高度或深度也是妨碍睡眠的压力条件，因为身体必须去适应它们。那么，月亮或电磁场呢？水脉呢？

月亮与我们的睡眠

满月会令睡眠质量变差，对很多人而言，更确切地说，这是事实，而不只是一种看法。但月相到底对睡眠有什么影响呢？首先，毫无疑问，月亮是光源，依据气候条件会变得显著。我们夜间睡觉时，月光并不会干扰我们。但如果我们醒来，明亮的月光就会让我们更加清醒，特别是我们认为月亮对睡眠有影响的时候。此时，我们的态度和看法又可能成为影响睡眠的因素。如果我们认定月相会影响睡眠，满月期间入睡障碍就会更加显著。事实上，研究人员对睡眠与满月的课题进行了研究，并未发现两者之间有任何联系。

目前尚无科学数据表明，月亮、水脉或者电磁场有严重干扰睡眠的效应。这一点同样适用于对上述因素可能妨碍入睡过

程的忧虑。事实上，人类适应能力极强，可以在任何可能的条
件下入睡。

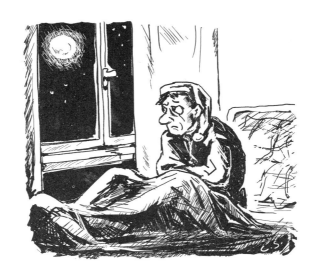

3.6 睡眠障碍的心理诱因

　　错误思维是睡眠障碍常见的诱因之一，这如何理解呢？特
定的思维方式，确切地说，特定的思考内容，是如何干扰我们
入睡的呢？

举例

　　G 女士曾读到这样一句话，"最好在完全黑暗时入睡，因为光线会让人醒来"。她认为这一表述很合逻辑，由此形成了自己的"态度"，"要在黑暗的环境我才能入睡"。如今，若不得不在没有窗帘的房间过夜，她就会想"我今天肯定睡不着"。

　　有些时候，态度被当作事实储存，因而躲开了核实的过程。我们所持的态度就像我们的内在意识程序，不仅决定我们的思维方式，还决定我们的感知。示例中，相比无须黑暗环境便能睡觉的人，G 女士感觉到的卧室内的微小光源要明亮得多。她很可能把这些光源预设成了睡眠障碍诱因。

　　态度也可以集体确立。那么有哪些与睡眠有关的态度充斥我们的社会呢？

　　有一种态度认为，睡眠须使我们精力充沛。

　　工业社会，睡眠主要用于身心恢复。睡眠应有助于我们的休息，这样，我们才能在第二天更有效率地工作。过去，睡眠因为梦境引人关注，如今，睡眠成了良好体质与工作能力的前提条件。如果睡眠被视作恢复身心健康并因此成为工作效率的前提，那么便会出现控制睡眠的需求。

　　由于睡眠能够被监测，也就可以被量化。现下，我们可以通过佩戴测量手环（带）量化我们的日间活动与睡眠，这带来了方便。不过，这些记录有什么用呢？其中之一是，它们带来了比较。我们将监测的睡眠与理想状况下的睡眠进行对比，也许就会发现存在的睡眠问题。此刻，睡眠作为需要优化的测量结果呈现在我们面前。

如何才能拥有足够的深度睡眠？医疗门诊中，常有年轻患者初诊时带着自己的睡眠数据。而后，他们用白纸黑字展示自己的睡眠有多"糟糕"。睡眠被记录或监测，本身并不存在问题，但如果连续监测睡眠是出于"优化"这一生理过程的需求，问题就会出现。

"睡眠是身心恢复的源泉，它必须'有效'"，这种态度可能会给入睡过程带来负面影响。"不得不"睡觉，反而睡不着。我们对睡眠拥有过多期待，便会产生压力，而压力正是睡眠的敌人。

媒体关注

睡眠不足与健康相关主题的大字标题如图 3 所示。

报刊上的此类报道，是不是看着有些眼熟？当您读到相关内容时，作何感想？医学上，几乎没有任何一个话题像睡眠这样被赋予如此多的偏见。睡眠、睡眠障碍及其后果，作为健康话题定期出现在媒体上。睡眠障碍假定相关后果的大字标题不仅惹人注目，还会激起非理性恐慌，从而加剧睡眠障碍。

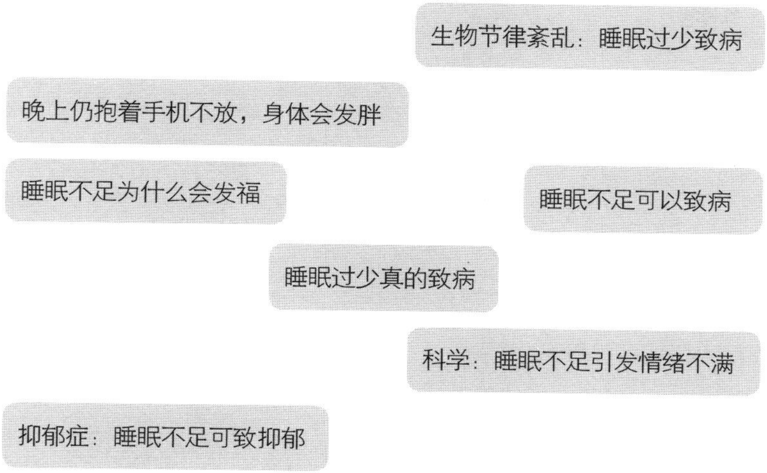

生物节律紊乱：睡眠过少致病

晚上仍抱着手机不放，身体会发胖

睡眠不足为什么会发福

睡眠不足可以致病

睡眠过少真的致病

科学：睡眠不足引发情绪不满

抑郁症：睡眠不足可致抑郁

图 3　睡眠不足与健康相关的媒体标题

　　关于睡眠过少产生后果的坏消息都有什么呢？睡眠不足真的会令人"生病""发福"或"变傻"吗？存在这样可以长期避免疾病的健康睡眠吗，还是说这些新闻标题只不过会造成人们的恐慌而已，就像对进食非健康食品或遭受电磁辐射会带来伤害的担忧一样？

　　一位患者治疗后表示，"其实这些都是精神方面的问题"，他下意识地对失眠症的诱因做了关键性解读。"精神方面的问题"有可能十分顽固，它们之所以如此危险，是因为人们刚好没有意识到它们的存在。很多相关新闻标题引发恐慌，恐慌又带来压力，而压力恰好是睡眠的敌人。虽然大多数此类标题的真实性很低，但可以肯定地说，很多时候它们的确加剧了睡眠障碍。

非理性观念

下方框表，列举了睡眠观念的相关示例。

关于睡眠，您持何种观念？在下面的自测中，您可以检验自己对睡眠的认知理性与否。

即时测试	
您认为正确的，请打√。请您快速地决定，不要思考太久。	
我的观念（看法）	正确的
平均来看，人们每晚须有至少 7 小时的睡眠	
无法正常睡眠会引发疾病	
出现睡眠障碍时，唯有药物可以帮助我	
睡眠障碍容易使人衰老	
一般而言，满月时睡眠质量更差	
午夜前睡觉是"最好"的睡眠	
夜里不睡会伤身体的	
睡眠障碍是先天性的	
必须终生小心睡眠障碍	

助眠药物会使人产生依赖	
睡不好，死得早	
睡眠过少容易导致肥胖	

　　您一共打了几个√？现在来看一下。其实这些说法无一正确。夜间至少要睡 7 小时乃至 8 小时的观点，往往来自媒体提供的信息或亲属表达的担忧。"睡得这么少，不可能是健康的！"

　　尽管流行病学研究（即人群系统调查）明确表明，大众睡眠时间平均约为 7.5 小时，但谁想一直低于这一平均时数呢？不过，这一时数只是所谓的平均值，对正常睡眠到病态睡眠之间的界限，本身并未做出任何说明。这就意味着，即使大多数人平均睡眠时间约为 7 个小时，也并不意味着 5.5 个小时的睡眠是"非正常的"。相反，所谓短睡眠者完全可以高效地工作，而且不少长睡眠者也希望可以少睡一些。

　　⊙对睡眠不切实际的期望可能会引发睡眠障碍。

　　另外一个十分常见且容易"致病"的错误观点认为，睡眠障碍是一种命运，必须终生应对。所有治疗均不能收获成功时，这种态度往往随之而来。许多患者表示，他们已经"尝试过一切可能"，但依然无济于事。部分人甚至改变自己的生活方式，更早进食或停喝咖啡，包括早上。如果一切终是徒劳，人们只能学会与之"相处"。有治疗师告诫病患，应该做好终生服药的思想准备。

这种观念带来的糟糕后果是，所有患者几乎可以说彻底放弃了睡眠能力且不再接受"正确"的治疗。若是如此，几乎没有任何一种障碍症如失眠这般"好治疗"。

> ⊙有关正确与错误观念的阐释不仅改变我们对睡眠的看法，而且改变睡眠本身。

对睡眠及其状况的偏见越多，就越难"把每件事都做好"。很多时候，做好所有事情的需求，往往导致紧张情绪加剧，从而带来睡眠不佳的后果。这些非理性观念是如何产生的呢？许多其实都来自"错误的合理性"。

"这可能不健康，如果……"这样的言语，通常基于个体经验分享。"如果我睡不够7小时，就会变得笨手笨脚。其他人应也如此。""睡眠过少会感到虚弱，这肯定不健康。"这些经验被四处套用，并在某些时候被当作真理传播，尤其相关领域专家站出来发声支持时。

然而，并没有科学研究足以证实或支持任何一项上述乃至诸多其他假设性观点。错误态度或偏见不仅令人不安，还会带来其他后果。它们可能会引发错误的行为方式，由此养成不良的睡眠习惯，这一后果恰是睡眠障碍的主要诱因之一！

3.7 导致睡眠障碍的行为

预护态度

态度不仅改变我们的感知，也决定我们的行为。与优质睡眠者相比，"睡眠不佳者"的态度可能带来截然不同的睡眠行为。

对自己的睡眠能力评估越负面，就越小心谨慎。这就好比开车，自认安全且技术娴熟的司机，在不太弯曲的道路上并不会采取预防措施，面对长途驾驶也不会紧张。与之相对的是，"糟糕"的司机会在曲折的乡间道路上仔细观察，而且可能选择避开困难车程。

又如，优质睡眠者，若不得不在另一张床或者陌生环境中休息，也几乎不会感到紧张。主观臆定自己睡眠不佳的人则会立即采取预防措施，如使用耳塞或安眠药，也许还会尝试寻找一间极其安静的房间。也就是说，他将采取一种防护态度，这一态度将进一步加大期待的压力。这种期待压力可能正是当晚睡眠越发糟糕的原因之一。

越是小心翼翼地对待睡眠，睡眠质量反而越差。睡眠障碍者表现出来的诸多行为方式，在健康睡眠者身上并未观测到。

预护态度是指以"保护"睡眠为动机而采取的行为方式。

就预护态度而言，卧床时间不规律，是令人印象深刻的睡眠干扰行为例证。许多睡眠障碍者早晨睡得更久一些，因为那时他们"终于"能够睡着。由此，睡眠压力也得以降低。

其他一些人为了给予身体尽可能长的睡眠时间，则特别早睡。长时且不规律的卧床时间，致使"睡眠—觉醒"节律难以形成。此外，卧床时间过长，也会带来长时间的清醒阶段。

卧床时间规划是失眠症行为疗法的主要治疗手段。

举例

Z女士罹患睡眠障碍已久，有时凌晨两点仍睡不着觉。早晨，闹钟响起时，她却睡得正香，而且顺应睡眠需求，她可能会一直赖床到9点。她对自己说，现在我的身体（终于）可以睡着了，我不想夺走它的这一点儿"奢侈"。

预护态度的另外一个例子是"晚上珍重身体，不再外出，以避免压力"。但这样会导致社交孤立，情绪变差，以及对睡眠更为强烈的关注。

凝视而非睡觉

也有一些睡眠干扰行为并非出于预护态度，而是源于文化潮流。随着数字媒体消费的爆炸式增长，2017年的一项研究表明，8～9岁的儿童中，智能手机用户比例接近20%，而12～18岁的青少年中，这一比例高达 90%。由于数据结果通常基于访问调查，智能手机以及其他媒介，尤其电脑的使用时长几乎不太可能反映现实状况。可以大胆假设，媒介使用时长实际上还要更高。

从全球实地研究来看，这种疑问可能会长期存在，即 00 后的睡眠和认知能力将发生哪些改变？大量研究指出，媒体消费与睡眠质量呈负相关。这就意味着，媒体消费越多，睡眠质量越差。此类情形在儿童中似乎尤为显著。

很长一段时间以来，所谓蓝光一直被认为是造成睡眠障碍的罪魁祸首。蓝光具有唤醒作用，故在晨光中极为需要，但入睡前则被负面评价为"唤醒剂"。这种生理唤醒剂为工业所用，一方面通过其唤醒作用进行有针对性的装配，如汽车配件或者生产中使用的天花板照明设备。另一方面，平板电脑或智能手机等媒体屏幕也含有一定的蓝光。蓝光对睡眠的干扰有多严重，还需要进一步研究，对睡眠更有决定性作用的影响因素似乎是媒体内容。

举例

P 先生在读大学时，患有严重的入睡障碍，尤其是睡眠维持障碍。夜间醒来时，他习惯用平板电脑看连续剧，因此他感觉自己的清醒期变得更加漫长。

看连续剧可能会以牺牲睡眠卫生为代价，因为消遣的时间通常会比计划的要长（悬念效应），且容易产生影响入睡的情绪。当然，同样的道理也适用于电脑游戏，游戏的设计令许多人尤其青少年难以停下来。与这类刺激相比，蓝光作为所谓的增强因子（唤醒剂），其发挥的作用可以说微不足道。

以赖床逃避现实

您何时就寝？睡眠障碍者常常出现破坏入睡过程的行为，包括毫无睡意时上床睡觉。这可能基于不同的原因。

错误就寝原因

我不困，但我要上床睡觉了，因为：

※ "是时候了"，已经很晚了！

※ 否则明天会睡眠不足。

※ 伴侣要睡了。

※ 我不知道除此之外还应做些什么。

※ 我感到很冷，躺在床上如此温暖。

※ 如果现在睡觉，就不必再思考遇到的问题。

※ 午夜前睡觉是最好的睡眠习惯。

如果您不困，上床睡觉就毫无意义，反而常使您清醒地躺在床上，而后开始陷入思考。一般而言，消极想法也会随之而来，

如 "我现在又睡不着了" "若我变得疲惫不堪,明天将会是怎样难熬的一天?" 仅仅这些想法就会加剧心理紧张,从而进一步提升清醒程度,而您实际上也就有了入睡方面的问题。

部分失眠症患者把赖床视为逃避手段,以此逃避家庭、生活与孤独,或者干脆直接逃避当下处境。渴望平复自我时,不应上床睡觉,因为这反倒可能导致睡眠变差。从社会规范意义来看,也不应因为 "到睡觉时间了" 而就寝。只有困乏时才应上床睡觉,这一时间节点可能每晚都有不同。

被误解的睡眠卫生

您可以根据如下行为方式进行评判,自主检测是否有 "损害睡眠" 的行为。

即时测试

健康睡眠卫生评价测试

我的行为	是	否
只有感觉能够睡着时,我才会上床睡觉		
晚上看电视时,我会打瞌睡		
夜里睡不着,我会看表		
早晨我喜欢赖床,尤其没睡好觉时		
我喜欢并定期了解有关睡眠与睡眠障碍的新信息		

我经常运动，至少白天会进行足够的锻炼		
为了更好地睡眠，我晚上会喝一点儿酒		
怕睡不好觉时，晚上我会避免参加社交活动		
我晚饭吃得很早，以免对睡眠造成负担		
即使有压力，我也要确保可以定期放松自我		

　　测试解析参见附录 A。如果全对（即 10 个笑脸），那么您的睡眠行为 100% 正确；如果 10 题有 9 题正确，则为 90%，依此类推。若分值为 70% 或更低，说明您存在过多损害睡眠的行为。从第 6 章开始将介绍的失眠症行为疗法，旨在改变错误的睡眠行为。

3.8　弄清自己的睡眠情况

　　睡眠障碍造成的睡眠不足，是我们日常生活中十分寻常的伴随现象。它会影响年轻父母、情侣或者面临挑战而处于紧张之中的人。睡眠障碍多发于旅行或其他变动之前。我们所有人都无法避开危急情势的影响，因而睡眠能力时常受损。究其原因，一是放松乃是睡眠的前提，二是时间可能仓促不足，如下例。

举例

O 先生自认为睡得足够多了，但他平时仍然感觉很累。他给睡眠治疗师提供了一份详细的睡眠记录，记录显示，晚上 11 点他才上床睡觉，却经常不得不在凌晨 4 点半起床，因为他还有一份送报员的兼职。他其实就是睡眠时间太少了。

有些人十分清楚自己正饱受睡眠不足之苦，然而，还有一些人尚不知道自己存在睡眠不足的问题。他们并未意识到，经常感到疲倦是留给睡眠的时间过于短暂所致。这里所指的并非某个"夜晚睡眠短暂"，而是长期睡眠时间过短。如果我们经常因为没有足够的休息时间而睡眠过少，就会出现所谓的缺觉综合征。缺觉综合征由不当行为引发，指有意识或无意识的睡眠时间过少。

缺觉综合征

缺觉综合征指睡眠时间长期少于所需时间，且非其他睡眠障碍引发。缺觉综合征因长期过度疲劳所致，如额外家务或者过度的职业压力。一个典型的例子是职场工作与家庭义务或照料亲属之间的双重压力。这种缺觉综合征无须进一步分析，因为睡眠本身并未受到干扰，只是外部条件受到限制。

如果长时间出现下列情况且整体健康受到损害，就该检查是否存在睡眠障碍。检查主要由医生负责，然后再由其进一步解释。

（1）睡眠不再有益恢复。睡眠应使我们身心恢复。我们醒来或至少起床时，应该感到神清气爽。然而，无法通过睡眠恢复身心的患者，会用"精疲力尽"来描述自己醒来时的感受。有些人表示，醒来时，他们甚至感觉自己比睡前更加疲惫。未能有益恢复的睡眠会导致持久性疲劳，极端情况下，还会引发安静环境中的持续入睡。

（2）无明显原因的睡眠维持障碍。夜间觉醒十分正常。不过夜间的觉醒反应次数，目前尚无标准数值。大多数短暂觉醒反应，到了第二天早晨就会被遗忘。当睡眠维持以牺牲身心恢复为代价时，就应进一步弄清原因，而夜间觉醒一般不会延长清醒期。

（3）入睡困难。即便是"累成狗"，却还是睡不着。许多失眠症患者如此描述自己夜间与入睡所做的抗争。之前似乎还浓烈明显的睡意，突然间就消失不见了。其他患者则表示，自己无法"浸入"睡眠之中。

（4）日间强烈困倦。日间困倦表现形式不同，有人感到疲倦乏力，有人觉得无精打采。持续困倦会降低工作能力，影响人的情绪。长期困倦的情形下，自我振作就会越来越少。几乎所有睡眠疾病都会导致日间困倦加剧。不过，日间困倦也可能出于其他原因，如甲状腺功能障碍或其他感染。

（5）日间嗜睡。日间嗜睡不同于日间困倦。困倦的人不一定睡得着，嗜睡的人此前未必困倦。日间嗜睡严重损害心理状态，病理性日间嗜睡症患者表示，感觉自己受到了强烈的束缚。即使本该身心积极的日间，如傍晚时分，他们也控制不住地想要睡觉。

（6）睡眠需求增加。睡眠障碍的另一个症状是睡眠需求过度增加，患者必须比其他人睡得更多，才能获得身心恢复之感。部分人需要比其他人更长的睡眠时间，可能高达 11 乃至 13 个小时。经常需要 10 小时以上睡眠时间来恢复身心，就该着手弄清相关原因了，特别是青春期后首次遇到此类情况时。许多患者很难唤醒，对闹铃听而不闻，或半梦半醒地就把闹钟关了。他们中有不少人正面临这种困扰，一般与职场压力有关。

（7）睡眠发作。不可抑制的入睡被称为睡眠发作。这里指的并非晚上以舒适的姿势，躺在沙发上看着电视打瞌睡。睡眠发作的发生与患者意志相背，他们想要保持清醒，但因睡眠压力极度升高而难以实现。睡眠发作通常在不想睡觉的情况下发生，如患者正在接受观察时。如果正在驾驶车辆、操作设备或执行重要监测任务，睡眠发作就会变得十分危险。道路交通中的睡眠发作如秒睡，就很容易引发严重后果。

（8）睡前不安腿。不安腿综合征（RLS）常与睡眠障碍同时发作。

（9）睡眠腿动。睡眠周期性腿动是一种运动机能障碍，常与不安腿综合征一起发作。

（10）响亮而不规律的鼾声。

（11）睡眠期间呼吸暂停。通常来说，睡眠者本人不会发觉。但也有患者表示，夜间突然呼吸困难而醒来，有种窒息一般的感觉。不过，大多情况下，都是由床伴发现身边的伴侣在睡眠期间出现呼吸暂停。睡眠呼吸暂停几乎都与响亮而不规律的鼾声相伴，仰卧时更常出现，饮酒则会令这种情况加剧。如果出现呼吸暂停，应求医确诊。

睡眠疾病可能出现的症状

（若由来已久，则需要医生检查）

※ 睡眠无助恢复。

※ 睡眠维持障碍。

※ 入睡困难。

※ 日间强烈困倦。

※ 日间嗜睡。

※ 睡眠需求增加。

※ 睡眠发作。

※ 睡前不安腿。

※ 睡眠腿动。

※ 响亮而不规律的鼾声。

※ 睡眠期间呼吸暂停。

第 4 章
失眠症病征

　　失眠症是一种常见的睡眠障碍，尽管有适当的睡眠机会和睡眠环境，仍然对睡眠时间和（或）睡眠质量不满意，产生影响日间生理和社会功能的主观体验。近年来，失眠症发病率明显呈上升趋势。流行病研究显示，约有 45.4% 的被调查者在过去 1 个月中曾经历过不同程度的失眠。失眠已经成为神经科门诊的第二大疾病，仅次于头痛。

4.1　失眠症是常见病吗

"我睡不着，恨了一整夜"，奥托·冯·俾斯麦如此描述极度疲倦却仍无法入睡的痛苦状态。

一家大型保险公司调查显示，约 35% 的人患有入睡障碍与睡眠维持障碍（面向 5200 名员工展开的调查）。据调查，近年来，睡眠障碍患病率显著上升，安眠药的摄入量也增加了一倍。尤其高龄患者，安眠药几乎成了他们的标配药品。

助眠药物服用者数量之多，引发了对安眠药依赖性的讨论。研究表明，即便安眠药并未起到实际的助眠效果，很多患者仍会继续服用。

睡眠障碍是常见疾病吗？当前，睡眠障碍不尽相同，睡不好时，并非每个人都会痛苦压抑，或因此感受到更进一步的负面影响。第 2 章已经介绍了睡眠障碍可能具有的不同诱因。如果我们认清相关生理性病因，如睡眠周期性腿动或睡眠相关呼吸障碍并积极治疗，睡眠应该能够得到改善。然而，如果睡眠障碍由非生理原因诱发，从某种程度上说，睡眠本身就不佳，此类睡眠障碍若影响日间心理状态，我们就要述及失眠症了。

定义

失眠症指睡眠质量下降及由此引发的日间心理状态损害，伴有非生理原因睡眠障碍忧虑的增加。

在德国，约 6% 的民众患有失眠症。失眠症可能会侵扰任何一个人，但大多数情况下，承受压力剧增的人群更易患病。失眠症患者多为女性，不过，接受相关治疗的男性现在也越来越多。儿童与青少年也有可能患病，但因失眠而就医的大多数是中年人。

失眠症的危害在于它是慢性的，也就是说，即使经过治疗，困扰依然会一直存续。当然，如果有了很好的可行的（可能的）治疗方案，也未必一定如此。持续时间不超过三个月的急性失眠症，即睡眠障碍，可以通过短期服用安眠药得到有效治疗。慢性失眠症则应通过行为疗法进行治疗。

⊙失眠症已经得到充分研究，特别是其可能的治疗方案已获得科学阐释。人们可以有针对性地进行治疗，不必终生忍受失眠之苦。

案例分析

失眠症是什么样的？患者有哪些症状？

失眠症的病征十分单一，也就是说，大多数失眠症患者的症状表现非常相似。失眠症患者发现，其他患有此类睡眠障碍的患者，往往比亲属更能理解自己。失眠症的典型特征较少呈现为夜间睡眠受阻，因为其他睡眠障碍亦是如此。失眠症首要的表现是对睡眠干扰的感知及对相应干扰所致后果的担忧。

此处所举例子各不相同，以致所涉人群可能会被误解，但这些故事都很典型。或许您在下列某一情形中可以认知自我。

举例

B先生，出租车司机

多年来，B先生一直饱受睡眠障碍之苦。以前，他随时随地都能睡着，甚至曾因在聚会上睡着而"闻名"朋友圈。但和女友分开后，他的压力剧增，尤其是债务压力。

B先生讨厌负债，除了制造行业的本职工作，他还开出租车以增加收入。和女友分手之前，他总能充分补觉，但突然之间，一切不再如昔。无论感觉有多累，他要么睡不着，要么刚睡了一小时就醒了。有时，他根本不去床上睡觉，而是尝试在电视机前的沙发上入睡，但这样也无法让他入眠。现在，白天他越发感觉疲倦。

B先生早就停止了开出租车的工作，然而，在本职工作中，他仍因经常疲倦与注意力涣散而受人关注。医生给他开了安眠药，但他只用了两个星期就没有效果了。他又去找医生，医生为他换了一种药，这次十分有效。

自此之后，他按时服药，但仍然感觉自己病了，身体不再健康。他羡慕那些一躺下就能轻松入睡的人。没有药物的夜晚让他恐惧，所幸用药后，效果还算不错。不过，他也注意到药物并非一直有效。

L 女士，律师助理

L 女士再也无法控制自己的睡眠。她深受睡眠障碍困扰多年，但一直觉得一切还在自己的掌控之中。有时她无法入睡或者醒得太早，但这些都是阶段性的。

从去年秋天开始，她的睡眠障碍变得异常严重，以至于身心极度疲倦，甚至无法正常工作。由于她在律师事务所工作，所以犯不起任何错误。

L 女士与拒绝减少工作时间的女老板进行了一场很不愉快的交谈后，睡眠状况再次急剧恶化。突然间，她再也睡不着了，一连几夜都清醒地躺着。她请了病假，把睡眠障碍看作一种需要更多关心自我的信号，并利用这段时间进行放松训练，还参加了专注力训练课程。

通过训练，她的睡眠得到了一定的改善，睡眠量从先前的两个小时恢复到四个小时。然而，睡眠质量却一如既往地糟糕。她总在夜里醒来，并且经常无法再度入眠。她遵守所有健康睡眠规则，并断绝一切社交活动，仍旧无效。

最终她去看了医生，并开了助眠药。现在，L女士正服用曲米帕明，这样她至少能够连续睡上几个小时。不过，白天她依然感到精疲力尽。她正在考虑是否辞职，找一份压力小一点儿的工作。

S女士，小学教师

S女士是小学教师，就诊时表示自己患睡眠障碍已有数年之久。一切都始于丈夫生病，但丈夫康复后，她的睡眠障碍却持续了下来。她再也无法入睡，也无法维持睡眠，尤其每晚清醒地躺着，给她的心理带来了沉重的压力。第二天，她感到精神疲惫，不堪重负，担心自己的教学会因此受到影响。

睡眠障碍和疲倦越发严重，于是她开始服用药物，先在药房购买安眠药，后来找医生开药。处方药虽然有用，但药效往往都很短暂，而且服用一段时间后效果会逐渐减弱。

近几年来，S女士一直不定期服药，不知下一步该怎么办。她总感觉自己的睡眠障碍永远不会好转，每天到了晚上，她都害怕即将到来的半梦半醒之夜。

这些案例中，失眠症的症状都非常明显。

首先，值得注意的是，大家的睡眠障碍存在已久，都是持续很长一段时间后才开始寻求医疗帮助。这种情况十分常见。

　　失眠症患者通常在就医前常年忍受睡眠障碍，个中原因何在？一种可能是，他们认为睡眠障碍"只有"药物才能治疗，那为什么还要去看医生呢？由于有关用药以外的其他治疗失眠症方法的信息传播不广泛，导致很多人以为只存在"睡眠卫生"，却很少有人知道治疗失眠症的特定行为疗法的效果。其实，失眠症行为疗法是一种非常有效的治疗方法。

　　案例研究的另一个典型特征是，睡眠障碍具有自主性。起初，S 女士认为睡眠障碍是丈夫患病所致，但随后发现，即便丈夫已经康复，自己的睡眠障碍却继续存在。这种持续性的"睡眠障碍"，危机解除之后同样存在。

　　显然，心理不适，睡眠状况便会恶化。若危机平息后睡眠仍无改善，就更让人担忧。是什么令睡眠障碍持续存在？有些患者觉得自己的身体出了问题，因为睡眠似乎无缘由地受到干扰。他们通常会认为，自己缺乏某种助眠激素。

举例

　　W 先生做了膝盖手术，从麻醉中苏醒时，他总觉着有些不对劲。第二天晚上难以成眠，接下来的夜晚，这种情况再次发生，于是，他买了安眠药。自此以后，他出现了睡眠障碍，并且认为这是手术麻醉所致。

案例研究的另一典型特征是，患者似乎失去了对自我睡眠能力的信任。他们惧怕睡觉，思索过多，并感到无助。部分患者常年忍受睡眠障碍的侵扰，对改善睡眠失去希望，这可能是他们不想去咨询专家的原因之一。他们担心自己被视作"无药可救"的病例，不得不彻底放弃治愈的希望。

事实上，有些治疗师会告诉患者，他们"必须在余生中一直面对这一问题"。接下来的人生都会夜不成眠的前景，仿若终身徒刑，反过来再度强化紧张情绪，从而导致入睡过程恶化。

上述案例清晰地表明，失眠症不只是睡眠障碍而已。失眠损害思维，影响日间心理状态，严重干扰生活质量。我们每天都要睡觉，睡眠障碍却如此难以对付。

4.2 您能认知自我吗

您在自己身上发现了哪些与睡眠障碍相关的症状？以下概述总结了几种十分典型的症状和行为方式，请根据自我认知，在符合自身情况的栏目中打√。

即时测试 您对自己如何认知？	
可能的主诉	符合（实际）
即使异常疲惫仍无法入睡	
思想难以放松	
一切都围着睡眠转	
害怕上床，担心睡不着	
注意力集中障碍	
持续乏力或衰竭感	
一夜通眠后，状态大变，神清气爽，重新想要做事	
缺乏身心放松的能力	
服用安眠药	
白天睡不着觉，即便前一晚睡得不好	

如果您与上述症状大部分契合，说明您可能患上了失眠症。

⊙ **失眠症主要表现为下列症状：**

※ 尽管拥有最佳条件，却睡眠不佳。

※ 日间心理状态受到损害。

※ 聚焦于睡眠障碍。

关键是，此类症状并非由其他未经处置的病因诱发，如未被治疗的睡眠相关呼吸障碍。通常来说，无诱因引发的睡眠障碍被看作症结所在。许多患者表示，自己周遭环境一切都好，睡眠是唯一面对的问题。下一节将详细描述失眠症的各种症状。

4.3 失眠症症状

4.3.1 难以入眠

人们设想的入睡是躺下并"消失"（睡着），无须为睡觉定什么规矩，无须准备，也无须思考或翻来覆去，只是简单地躺下来直接入睡。

难以入眠是失眠症的主要症状，患者对难以入眠的描述各不相同：他们难以放松思想，有"电脑"无法关闭之感；他们无法进入睡眠，总是突然"觉醒"，哪怕刚才还觉得极度疲惫。

正常的睡眠潜伏期即入睡时间，大约为 20 分钟，睡眠障碍者有时感觉自己过了几个小时之后才能入眠。在此之前，他们会经历一段不确定、愤怒及害怕的时间，一直担心自己睡不好。此间，他们很难产生积极的想法，很难充满希望地展望未来。

难以入眠，又无因可循，着实是件折磨人的事。若接连几晚皆是如此，就会对再次成功入眠失去信心。因此，失眠症患者在入睡障碍反复发作数周乃至数月时寻求药物帮助，就很好理解了。

为什么失眠症会干扰入眠？并非"大脑"出了问题，睡眠障碍是多重因素相互作用的结果，如行为、思想、生理等（参见 4.7 节）。实际上，入睡障碍很好理解。

4.3.2　一切都围着睡眠转

如果无法正常睡眠，大多数人会尝试一切可能的办法入睡。睡眠是件很自然的事，是所有人类乃至所有动物都有的行为。当这种看似简单、自然的行为忽然停止正常运转，失眠症患者就会感到难以理解。若睡眠障碍发生得较为突然，这种不解情绪会更甚。尝试"修复"睡眠的努力越是徒劳无果，对无法入眠的恐惧越大，思想和行为会越发围着睡眠转。

很多人会改变自己的睡前活动，尝试规律就寝。因为害怕自己过于"兴奋"，他们可能放弃晚间的活动，避免参加社交活动。不少人会改变自己的饮食习惯，晚上不吃较难消化的食物，尽量不做运动，也不再喝酒。在力所能及的情况下，各项活动都以促进睡眠为导向，并越来越多地尝试去做"正确"的事。

一段时间以后，这些预防措施成了一些人的习惯做法，且不再受到质疑，如"吃饭晚不利于睡眠"。有趣的是，即使睡眠并未得到改善，此类行为模式却保留了下来。但是，日常行为更多地对准并紧盯自己的睡眠时，反而会加重失眠症。

4.3.3　尽管困顿仍要带来成就

失眠症患者的特殊症状之一，是担心睡眠障碍引发不良后果，尤其是在自己的工作效能方面。通常情况下，一夜半梦半醒之后，会感到疲乏困倦，精疲力竭，效率低下。注意力难以集中，记忆力不佳。疲倦影响身体机能，运动使人更觉乏累，感觉一切都变得更艰难，然而日常生活仍要继续管控，因此仍然期待睡眠情况有所改善。毕竟，很多患者本来就是不愿逃避责任的人。但该如何做呢？

一般而言，睡眠障碍引发的后果只能察觉，却不可见。与胳膊骨折打石膏或患重感冒不同，大多数失眠症患者并不会直接看出他们睡眠不好。"完全看不出来你睡眠这么不好，不会如此严重吧！"周遭的反应令很多患者更感不安，他们认为自己被当成了伪装者或欺瞒者。想要从周围人、同事或亲属那里得到减压的机会看起来很渺茫，因为这个病从外表上看不出来。

此外，在诸多亲属与同事看来，这么长时间里只睡那么一点点，令人难以"置信"。在这方面，失眠症患者有别于那些身患肉眼可见疾病且工作能力受损的患者。

举例

　　K 女士是一名护士，患睡眠障碍两年左右，不定时服用安眠药。她常自我感觉能力到了极限，工作上疲于应付。同事们则表示，并未看出她有睡眠不足的问题。K 女士常有不被人信任和被人使唤之感，一心只想逃避。

　　失眠症患者工作能力的调查结果不尽相同。部分研究表明，他们在心理测试中没有显示出任何不足，而其他一些研究结果中则表现不佳。不过，总体来看，工作能力与失眠症紧密关联，相关原因在阐述"失眠症类型"时再做讨论。（参见 4.5.2 节）

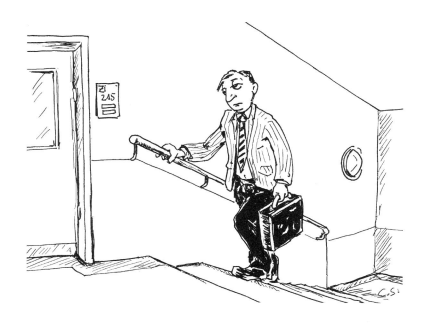

4.4 失眠症不可控后果

睡眠障碍的直接后果，第二天会有切身体会。对大部分睡眠障碍者而言，每天都会担心睡眠障碍带来的不可避免的消极后果。余生将会一直如此下去，想想也会引发强烈恐惧，这完全可以理解。

这种恐惧不仅涉及个人工作能力，还包括随之而来的生存恐慌。若我一直如此疲倦该怎么办？我还能避免在职业生涯中出错吗？如果其他人发现我的不足怎么办？若其他人必须承担我所犯的错误，我又该怎么办？

此类灾难性场景并不罕见，因此，睡眠在睡眠障碍者的生活里还具有生存方面的意义。下方框表中，可以看到失眠症患者表述的典型恐惧，或许您可以从中认知自我。

> **失眠症引发的相关恐惧**
>
> ※ "睡眠障碍引致的后果，不久后我将无法承受。"
>
> ※ "如果一直这样下去，我将无法养活家人。"
>
> ※ "我将长期难以高效工作。"
>
> ※ "我的身体再也无法应付睡眠不足。"

> "我的免疫系统将会长期紊乱。"
>
> "我将老得更快。"
>
> "我会更早得老年痴呆症。"
>
> "我的外貌将因睡眠不足而大受影响。"
>
> "由于睡眠不足,我很可能会发福。"

睡眠障碍可见的直接后果令人痛苦,但那些目前尚未可知的其他后果又是什么情况呢?很遗憾,睡眠不足的后果一再成为媒体关注的话题,从而无意之中制造了入睡障碍。

"若我得了老年痴呆症该怎么办?""如果我因睡眠不足而患癌,该怎么办?""若我的免疫系统因睡眠不足而严重受损,并导致癌症复发,又该怎么办?"这些恐惧像病毒一样潜入人们的思想,并使睡眠障碍更具威胁性。正是这些恐惧,构成失眠症持续存在的关键因素。

同时,对于失眠症的长期后果而言,到目前为止,并没有哪些特定的生理疾病受到共同认可。不经治疗的失眠症,其后果主要表现为困乏疲惫与精疲力竭,但失眠症本身并不会对身体造成伤害。

4.4.1　无法平复自我

"我再也无法放松思想",这是慢性睡眠障碍患者常说的一句话，用以描述个人思想范围或多或少受到限制的感受，不过，这不一定是个严重的问题。

许多患者提及，他们会进行毫无结果的思考与冥想，同时又无法摆脱这一状态。也就是说，他们"难以放松思想"。其实，睡眠可以说是走出这种困境的一个机会。但许多人认为，正是因为冥想，他们才难以入眠。

再比如，无法平复自我，即难以获得放松之感。患者们表示，尽管他们采用了不同的方法，努力尝试进入放松状态，却均未奏效。

举例

U 先生去过一家心身医学诊所。在那里，他学习了各种放松技巧。他还被推荐参加渐进性肌肉放松与自身基因训练，但两者均未奏效。他甚至尝试夜间在床上做相关训练，然而也以失败告终。结果，他晚上变得更加清醒，也更加紧张，从而更难以入睡。

为什么失眠症患者无法平复自我？为什么他们要承受冥想加剧的折磨？对于他们而言，为什么进入放松状态如此困难？这种难以放松的现象，可以通过过度觉醒模型来解释（参见 4.5.2 节）。

4.4.2　似乎无济于事

"我试遍所有方法，却无济于事"，这是面对睡眠障碍者时经常听到的抱怨。医学上，几乎没有任何一种疾病能够提供如此广泛的对应药物与治疗方法，也几乎没有任何一种疾病像失眠症这样，患者为之做过如此多徒劳的尝试。

这一矛盾是如何形成的？一般而言，睡眠障碍者一开始"并不会严肃"地对待此类病症，他们会试图分散自己的注意力，不过度操劳，或干脆把自己弄得极度疲惫。

举例

P 先生整日整夜地睡不着觉，虽然身心十分困乏，却难以入眠。由于 P 先生很喜欢运动，所以，他试图通过运动使自己力倦神疲，以此"强迫"自己睡觉。他增加了自己的训练量，想让自己在夜晚精疲力尽，从而沉入睡眠。遗憾的是他并未成功，无论他做多少运动，都依然无法入睡。

如果最初的这些自助治疗尝试以失败告终，很多人会感觉非常恐惧，因为这意味着他们可能再也无法掌控自己的睡眠。随后，很多人会去药店购买安眠药，药店有大量具有助眠效果的植物药剂，无须医生处方亦可出售的安眠药占比很高。可惜的是，此类非处方安眠药的有效性几乎无据可查。

下一步，往往就是去看医生。很多患者就医之前，已经被睡眠障碍折磨很长一段时间,在此期间,再也无法自主入眠的观点在他们头脑中可能早已根深蒂固。

当前有大量助眠药物可供使用。传统安眠药的优点在于起效快,缺点则在于所开处方有有效期,即最多4周(详见第5章)。然而,4周以后,睡眠障碍往往依然存在。在这种情况下,很多医生会开出具有镇定与助眠效用的药物。此类药物的优点在于,它们实际上可以长期开具,如若失去效果,可以启用其他同类药物。其实,患者首次接受专门的门诊咨询之前,他们已经尝试过不同的助眠药物。

> **举例**
>
> 由于睡眠障碍已存在多年,K女士前往睡眠门诊咨询。她随身携带曾经服用过的药物清单,所有药物都只短暂起效。清单包含以下药物:米氮平、曲米帕明、唑吡坦、曲唑酮、喹硫平和多塞平。此外,她还服用过植物药剂,但收效甚微。

治疗尝试并不限于服用药物或睡眠卫生措施。患者表示,他们会采用不同的措施改善睡眠:改变卧室的布置,放弃饮酒与宵夜,或多或少地参加运动,出于对电磁辐射的担忧而避免接触电子产品。不过,"似乎做什么都无济于事",这成了失眠症患者非常普遍的感受。

4.5　失眠症的形成

　　失眠症是怎么形成的？为什么有些人经历了可怕的事情也能睡得很好，而有些人只是因为第二天要去看医生就难以入眠？一向都能有效入眠的身体，怎么突然就睡不着了呢？怎么就失去了对睡眠的掌控？对于失眠症的形成，很多研究人员进行过多方面思索，各式各样的研究模型也应运而生，但它们本质上没有什么不同。

　　我们先从患者脑海里自主形成的模型说起。突然无法入睡的人都会寻找原因，比如，压力可能就是一个明显的诱因，因而很多人尝试避免过度操劳。另外一个原因可能是缺乏运动，所以他们尝试获取更多的休闲时光。如果减少操劳或增加运动都无济于事，很多患者就会尝试通过家庭食谱与植物药剂来缓解困顿。若这些措施也于事无补，他们就会怀疑"自己的身体出了问题"。

　　⊙许多失眠症患者认为，他们的身体出了问题，所以才睡不着。

　　科普资料提供了大量致病模型，比如可能与缺少褪黑素（参见 5.8 节）、血清素或其他激素有关。很多人认为，极度疲倦仍难以入眠，是因大脑失衡所致。为了确定睡眠障碍的生理诱因，激素检查并不少见。某些情况下，也会进行睡眠实验室检查。如果患者在实验室里没有出现呼吸暂停，往往被告知"什么都没发现"。出人意料的是，甚至可能会出现没有受到干扰的睡眠曲线图，这让患者更加不安，他现在担心自己被视为恶意装病的人。

失眠症无法得到治疗的时间越长，患者认为自己身体"出了问题"的想法就越坚定，普遍的紧张与不安感也越强烈。通常来说，这样会导致睡眠质量更差。

举例

D 先生患有睡眠障碍，想要了解我们在流动睡眠实验室中是否也检查褪黑素，因为他坚信自己缺少褪黑素。

4.5.1 一切都取决于大脑

睡眠是一个过程，是发生于大脑中的一种行为。我们都知道，必须对大脑的特定区域进行控制性调节才能入睡。研究表明，失眠症患者该部分大脑区域，在入睡时甚至比健康人群还要活跃。现在来看，这是生理疾病吗？其实并不是。反过来说，事实证明，失眠症患者可以重新学会快速入眠。

迄今为止，尚未发现能够诱发失眠症的生理原因。因此，睡眠研究人员认为，失眠症基于心理因素才一直存在。他们创建相关模型，将失眠症解释为思维与态度障碍。为什么这样说呢？研究人员发现，失眠症患者通常在思维上非常相似，尤其他们的想法围绕睡眠转之后。典型的想法在 4.4 节已作过介绍，此类想法基本都围绕两部分内容展开：

（1）个人睡眠能力。

（2）睡眠障碍所致后果。

为了解释此类想法对行为的影响，此处以开车为例进行说明。

举例

试想一下，您卷入一起交通事故中，且对事故负有责任，事故虽然没有人员伤亡，但有相当程度的财产损失。您可能开始思考，"万一再碰上这种事，我该怎么办？""我一直以为自己是个'好'司机，而且之前确实没有发生过任何事故。""为什么偏偏发生在我身上，我既未醉驾也没有疲劳驾驶。"此外，您也许还会担心其他后果："好在这次事故不严重，若另外一辆车子坐了人，而且还有孩子，该怎么办？""如果我被吊销驾照，又该怎么办？"等等。

事故发生之后，所有此类想法均属正常。司机对自己的驾驶技术重拾"信心"之后，这些想法就会消失。不过，这些想法也可能会通过恐惧干扰良性自信的建立过程。此类恐惧可能造成司机在驾驶过程中过度关注自我，进而削弱他们的驾驶能力。

压力制造紧张，紧张又干扰注意力与专注度。如果我们给自己施加压力，并强化对入睡的关注，那么，每一项工作（或活动）都会变得吃力，乃至令人不悦。如果"不得不"入睡，就很难放松自我。若无法放松自我，便难以入睡。忧心第二天的工作效能（能力）和睡眠障碍的长期后果，也会带来压力。有些时候，可能会产生"自己并非优质睡眠者"的自我认知。研究人员发现，很多对睡眠忧心忡忡的态度和观点，使得失眠症一直存在。这会导致自我关注加剧，而加剧的自我关注本身又具有唤醒作用。

⊙若想改善睡眠，我们无论如何都要改变思维。

4.5.2　过度觉醒

基于对失眠症患者的一个非常奇特的诊断，发展出另外一种模型。研究显示，失眠症患者深受内心紧张加剧的折磨，这一现象可以通过所谓生理参数如呼吸进行监测。

20世纪，两位加拿大研究人员曾对失眠症患者进行各种实验，他们还调查了患者睡眠质量不佳对日间心理状态的影响。他们发现，正常人持续一周睡眠不佳（此处情况为实验性干扰）之后，会感到疲惫不堪，精疲力尽，且在日间入睡更快。

尽管失眠症患者也有同样的乏倦与力竭之感，但还是无法在日间弥补睡眠不足的问题。看起来，他们对睡眠障碍的反应似乎与非睡眠障碍者有所不同。其原因可能是长时间的紧张加剧状态，人们称之为"过度觉醒"。

加剧的紧张程度尚未得到充分研究，但它似乎正是持续性的睡眠障碍与日间放松能力缺失的原因之一，表现为冥想增多、内心不安及无法放松自我。过度觉醒并非天生的，而是因失眠症的恶性循环所致。好消息是，人们可以慢慢克服它，并重新学会放松（参见 8.2 节）。由此可见，在慢性睡眠障碍治疗中，放松尤为重要（参见第 8 章）。

4.6 谁会得失眠症

典型失眠症。谁会得失眠症？是否有特定的风险人群？我在多年的失眠症患者心理治疗工作中注意到，此类人群性格特征相似。第一个特征已在科学研究中得到证实，可以称其为完美主义倾向。此为何意呢？

所谓完美主义者，是指那些对待任何事物都严肃谨慎、不惜一切代价避免错误发生的人。实际上，对于完美主义者而言，没有最好，只有更好。他们注重精确与守时，不会超出任何截止期限，并尝试立刻完成事务，绝不拖延，但同时也难以放松自己，因为他们会去思考，检视所有事务是否都已完美完成。他们坚持己见，认真负责，所有一切都要经过严格检查，没有什么事情可以就这么简单地通过。完美主义者不善于授权，往往倾向于自己掌控一切。因此，他们面临自我要求过度或被他人利用的风险。人们可以百分之百信任他们，而且人们通常也乐意这样做。

⊙失眠症患者通常表现出完美主义倾向。

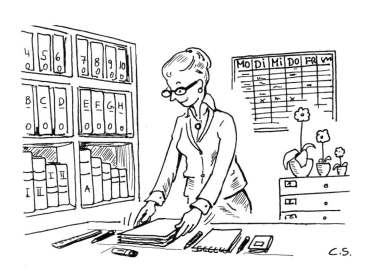

失眠症患者彼此相似的另外一个特征是对和睦的需求。追求和睦的人，比起发泄情绪，尤其负面情绪，他们更愿平抑

自己的攻击性。他们首先会耐心等待，然后克制自我并尝试找出自己的问题。当然，愤怒或不悦也会完全不受控地本能地爆发。

如果冲突必须先在内部解决，内心感受到的不悦往往比想要承受的还要多。于是，无法再放松自我的危险随之产生。即使追求和睦的人通常更易获得积极回应，但对他们而言，依然存在无法认知与表明个人界限的风险。他们容易因为对他人表现善意而苛求自己。

让我们想象一下这样一位具有上述性格特征的人。您能就此认知自我吗？相较做事忽好忽坏的人，这些通常可以信赖的完美无瑕的人，再也睡不着时更感孤离。完美主义与和睦需求是培养失眠症的心理温床。

4.7 失眠症的恶性循环

特定行为方式与思维模式会构成一种与睡眠障碍相关的恶性循环，这一循环作为失眠症产生与存续的模型得到普遍认同，在图 4 中有相应的解释。

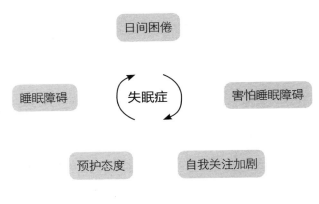

图4　失眠症恶性循环

先从睡眠开始说起。如果出现睡眠障碍，我们第二天就会受到干扰，感到疲惫，注意力难以集中，可能还会情绪激动。这些问题通常可以通过一晚优质睡眠来解决。不过，如果睡眠质量一直很差，部分患者就会产生再也不能改变的担忧，害怕自己再也无法掌控睡眠。而后，上述症状就会再次产生。

我们开始更多地关注睡眠，思索无法入眠的可能诱因，关注自己是否能够睡得着或得到足够的放松。然后，我们开始采取不同于以往的行为态度。我们可能会卧床很久，以此补偿长时间的清醒期。仅长久卧床，就足以令睡眠恶化。

夜间，我们不时看表，并计算距离起床还剩多少时间。我们尝试多做运动，让自己感觉疲累，或者选择退缩以避免压力。所有这些行为都只会恶化睡眠而非改善睡眠，所以我们才会不断产生自己的身体出了问题的想法。恶性循环持续的时间越长，身体就越习惯睡不好的状态，过度觉醒便会形成。

服用药物可以在短时间内中断恶性循环，但长远来看，却容易导致心理依赖。行为疗法才是打破恶性循环的一种行之有效的方法（参见第 6 章）。

第 5 章
失眠症的药物治疗

　　没有任何一种疾病像失眠症这样有如此之多的治疗方法，安眠药也是最古老的药物之一。很久以前，蛇麻草就被用作安眠剂，但它被指具有导致抑郁及头昏的副作用。对睡眠的渴望成就了更新的发现，人们不断寻求"更理想"的催眠剂，既要能助人入眠，又不会令人失去意识，且醒来时毫无副作用。

5.1　安眠药的历史

几乎没有任何一种疾病像失眠症这样有如此多的治疗方法。药剂类、植物类安眠药种类繁多，且安眠药是最古老的药物之一。其中有一种非常古老的安眠剂，名字叫蛇麻草，又名啤酒花。

中世纪，蛇麻草主要用作安眠药，但也被指具有导致抑郁及头昏的副作用。18世纪，蛇麻草的助眠功效重新被发掘。到了20世纪，蛇麻草主要与缬草根结合，用于助眠与镇静类药物。

缬草，又称欧缬草，是另一种传统助眠药剂，实际上，早在古希腊罗马时期已经使用过。不过，当时它以"万能药"著称，直到很久以后，其助眠功效才为人熟知。

总之，安眠药是一种非常古老的药物。睡眠障碍更是如此，是一种历时久远的病症。

对睡眠的渴望成就了新的发现。人们寻求"更理想"的催眠剂，这类催眠剂要能助人入眠，但又不会令人失去意识，且醒来时毫无副作用。直到20世纪60年代，苯二氮卓类药物的发现，才使这一努力取得了突破。当时，人们坚信已经发现不会致瘾的有效药物群。后来，又加入了所谓Z类物质（唑吡坦、扎来普隆和佐匹克隆）。

然而，所有此类物质一再显示出其缺陷，其中最明显的一个是戒断反应（反弹）及依赖性。对于上述物质而言，这并非是毫不起眼的问题。当时，也有其他物质被批准用作安眠药，如抗抑郁乃至抗精神病类药物。不过，尽管药物种类繁多，但普遍公认的观点是：理想的催眠剂仍未找到。

过去 10 年里，对安眠药的看法发生了转变。以前，人们很喜欢也经常开安眠药，并把它视作治疗睡眠障碍的首选。如今，医生在开具处方时更趋保守。这源于针对服用安眠药的批判研究，这些研究成果对药物成瘾提出了警告。

2012 年的一份药品报告发出警示，120 万"药物依赖者"在开具过量的镇静与助眠药物。与此同时，女性开具安眠药与抗抑郁药的频率达以往的两倍以上。除了令人担忧的数字，也有研究表明，服用安眠药会增加患病风险。越来越多的数据也证实了这一假设，即催眠剂只能减缓症状，却无法根除病因。催眠剂可以保障我们入睡或睡得更好，但失眠症并不仅仅是睡眠障碍。

> ⊙慢性失眠症的背后，始终存在个体对身体的信任缺失，面对这一问题，即使催眠剂也无能为力。

长期服用安眠药可能会加重失眠症状，因为服用安眠药会强化"没有外力帮助"便难以入眠的感受。同时，安眠药也被认为是"非良性""非自然"的，服用时间应尽可能缩短。事实上，服用传统安眠药的时间，建议尽量不要超过 4 周，如佐匹克隆。然而，大多数情况下，失眠症持续的时间都比较长。

5.2　安眠药定义

安眠药究竟因何而成为安眠药？理想情况下，安眠药应具有下图所列特性。

> **安眠药特性**
>
> ※ 改善受干扰的睡眠质量（例如，使人更快入睡）。
>
> ※ 无不良副作用（如第二天的宿醉感）。
>
> ※ 不产生依赖性（剂量不增加，无戒断反应）。
>
> ※ 不对其他睡眠疾病产生消极影响，如睡眠呼吸暂停综合征。

无论如何，安眠药都应改善入睡。此外，安眠药不应使人麻醉，导致所谓的"宿醉效应"，即功效延续至白天。对年长者而言，这一点尤为重要。药效太强的安眠药，可能导致夜间精神混乱，增加此类药物作用下起床如厕发生摔倒和意外受伤的风险。道路交通中，安眠药非预期的长时功效，也会使司机因瞌睡导致驾驶能力下降。

理想的安眠药不应产生依赖性，这句话包含两层意思。首先，长期服药后，药效减弱可能导致用药剂量增加；其次，会产生戒断反应。

很多患者表示，他们曾尝试停服安眠药，一般可以持续一到三天。不过，往往到了第三天，他们就再也无法忍受预期之中的"糟糕"的睡眠。此时，他们通常会再吃上一片安眠药。虽然这些患者当晚可以睡得很好，他们却时常对自己"糟糕"的睡眠"反弹"充满担心，感到自己对安眠药有了依赖性。另外，他们还错过了停服安眠药后的追赶效应（指快速回归常态），该效应通常发生在停用后的第三天夜里。

理想的安眠药应该达到近乎无不良副作用的效果。什么是不良副作用呢？其实，几乎没有任何一种药物没有副作用。例如，所谓抗抑郁药，就会加剧不安腿综合征（参见 3.3 节），进而引发睡眠障碍。而苯二氮卓类药物会抑制呼吸，这恰是睡眠相关呼吸障碍的负面因素之一。如果安眠药无法改善睡眠，您就应该找医生好好商讨一下。

此外，也不要为药物说明书所困。出于法律原因，说明书中会列举服药过程中可能出现的所有反应。但反过来看，这并不意味着服用该药真的会导致这些不良反应。服用安眠药应遵医嘱与处方，必要时医生也会对相关副作用进行解释。

最后要说的是，安眠药不应引发"反弹性失眠"。反弹性失眠是一种特殊的戒断现象，指停服安眠药后睡眠质量比首次服用前还要差。恶化只是暂时的，但会让人极度恐慌。停服安眠药后的睡眠恶化不一定是生理现象，这种现象可能只是基于相应预期，即停用安眠药后睡眠质量反而变得更差，继而复归"旧有模式"。

尽管相关开发研究已历经多年，但仍未发明出具备此处所列特性的理想安眠药。不过，针对睡眠障碍治疗已有非常优质的药物。

5.3 何时该服用安眠药

以往，服用安眠药快速且"愉快"。现在，很多患者对此越发谨慎，原因在于上述的成瘾与不良副作用风险。此外，很多患者并不愿意因睡眠障碍长期服药。另一方面，不少患者又在初次就医前已经服用过非处方安眠药。大量人群服药时间已超过处方载明的有效期限，却仍然患有睡眠障碍。那么，应该何时服用安眠药呢？

如果希望在短期内改善睡眠，可以服用安眠药。其原因各有不同：

一个容易理解而又浅显的原因是入睡障碍引发的高度心理压力。极度困倦仍无法入睡，这是一种让人刻骨铭心的糟糕体验。若这一情况反复出现，即便自以为"一切正常"，还是难免陷入恐慌。服用安眠药，也许可以阻止失眠症恶性循环的发展。

另一个原因是对工作能力的担忧。一般而言，即便睡眠很少，亦可收获良好业绩。不过，优质睡眠理所当然始终都是更好的选择。因此，如果正在面对某些挑战如重要考试，又担心没有充足的睡眠而无法应付，就可以暂时服用安眠药。若短期内无法使用非药物手段改善，情况更是如此。

还有一种情况就是存在另一种心理疾病，如抑郁症。睡眠障碍可能会加重其他疾病，特别是心理方面的疾病。这种情况下，服用安眠药无论如何都是可取的，尤其心理疗法不适用或者无效时。

> ⊙安眠药基本上算是一种良好的助眠手段，如果短期内能够获得明显改善，就应该坚持服用一段时间。但这毕竟不是长久之计。

5.4 各种各样的助眠药

被批准用于治疗失眠症的药物很多，有些情况是否可以开出其他药剂，由主治医生决定。例如，服用传统安眠药可能导致现有疾病恶化，便属于此类情况。

除了苯二氮卓类药物即所谓的 Z 系药物（参见下文）和抗抑郁药，还有很多无须开具处方的植物药剂。这些植物药剂的使用效果备受争议，有些患者从中受益匪浅，有些则收效甚微。与处方安眠药相比，它们的副作用更小，但其疗效并不像处方药物那样得到广泛而系统的研究。

γ- 氨基丁酸

γ- 氨基丁酸（简称 GABA）是一种主要参与放松过程的传递物质，这种神经递质对在中枢神经系统中引发激动情绪的过程起抑制作用。简而言之，GABA 越少，就会越紧张。因此，GABA 被认为具有缓解焦虑和放松情绪的作用。目前，有特定的药物作用于 GABA 结合位点，此类药物被称为苯二氮卓类和苯二氮卓类受体激动剂。

苯二氮卓类药物

苯二氮卓类是以镇静作用为主的抗精神病药，上市时间较长。它们具有不同的药理作用，有些抗焦虑，有些用于催眠。患者需要得到有效镇静，如面对抑郁症或严重焦虑考验时，常会给予此类药物。

苯二氮卓类药物的问题在于它们有不良副作用，会抑制呼吸，不利于已经存在的睡眠相关呼吸障碍。另外，此类药物最大的问题是存在成瘾风险，身体会比较快地适应其镇静效果，以致患者可能需要不断地加大剂量。如果随后停药，可能会出现戒断症状，如不安、紧张乃至焦虑。因此，一定要在医生的监管之下服用苯二氮卓类药物治疗睡眠障碍。

苯二氮卓类受体激动剂。所谓 Z 系药物，可以说是苯二氮卓类药物的后继产品，均以字母 Z 开头，包括唑吡坦、佐匹克隆和扎来普隆。这类药物和苯二氮卓类药物作用于相同受体，即 GABA 受体，但其具有不同的生化结构，因此，它们并非真正的苯二氮卓类药物。

Z 系药物在促进入睡方面比较有效，因此被批准用于失眠症的治疗。不过，扎来普隆不再投放市场。Z 系药物的处方有效期，应该尽量不超过 4 周。其中的缘由是什么呢？就像大多数助眠药物一样，Z系药物也会造成适应性效果[1]，也就是说相同剂量不再起效。之后，患者就要增加剂量，但这是不可取的，因为这样会再次形成适应性。药物服用时长受限的主要原因是，身体应从根本上适应不借助药物而再度入眠。唑吡坦和佐匹克隆应在睡前而非半夜服用，因为可能会导致所谓的延滞效应。

抗抑郁药物

顾名思义，有些药物专门用于治疗抑郁症。它们作用于大脑中的特定受体，这些受体与抑郁症中扮演重要角色的代谢过程密切相关，包括血清素和去甲肾上腺素。此类药物中，有一部分具有镇静作用，因此被用于治疗睡眠障碍。其优点是：一方面，与苯二氮卓类药物不同，此类药物没有成瘾性隐患，可以长时间服用；另一方面，它们也可以作用于现已存在的抑郁症状。

许多失眠症患者因为睡眠障碍而情绪沮丧，烦躁不安，缺乏动力。发生睡眠障碍时是否给予抗抑郁药，主要取决于医生的判断。与所有药物一样，抗抑郁药物也有不良副作用，因此作为安眠药使用也会受到限制。例如，米氮平会引发或加剧不安腿综合征相关的运动机能障碍，如果患者停药，这一障碍便会消失。

---

[1]　适应性效果指药效持续到第二天早上，甚至更长。

针对曲米帕明，人们也做了类似的观察。不过，总体而言，低剂量的米氮平有着很好的助眠效果。

5.5　安慰剂对睡眠有效吗

检测药物疗效有多种方法，可以先给药，然后检查目标症状如睡眠障碍的改善程度。然而，人们之后并不能得知到底是药物在起作用，还是对药物的期待发挥了积极影响。

为了检测这种影响，人们在药物研究过程中给其中一组受试者服用待测药物，另外一组则服用所谓的安慰剂。这种安慰剂看上去与待测药物一模一样，但不含具体的有效物质。安慰剂对失眠症患者睡眠的影响已经有了系统研究，从中发现，安慰剂对慢性睡眠障碍患者的睡眠产生了积极作用。这意味着，只是相信药物会起效，就已具有积极的效果。不过，针对这一效果的持续时间并无相关研究。许多迹象表明，其效用只是昙花一现。

安慰剂的疗效在如下示例中得到了清晰的呈现。

举例

　　Z 女士不定期地服用唑吡坦，她尝试尽量少服，以减少对身体的损害。有时，她在卧床之后长达数小时的清醒中感到相当绝望，以至于不得不吃上一片。之后，她便能即刻入睡。

　　这一示例清楚地说明了安眠药的助眠效果，患者服药后便可以立即入睡，这主要归因于心理作用，因为药物本身并不能如此快速地产生生理作用。

缺乏睡眠物质吗？

　　安眠药中含有"睡眠物质"吗？人们应该清除对安眠药物疗效的潜在偏见，安眠药中并不含有睡眠障碍者所缺少的"睡眠物质"，它只是让受干扰的入睡过程变得更易进行而已。许多睡眠障碍患者都有这样的印象，即他们的大脑里似乎缺少了入睡所需的某些物质。

　　实际上，用作安眠药的是各种不同的化学物质。所有这些物质的共同之处在于，它们具有强烈的放松效果，即医学上所说的镇静作用。因此，所涉成分不可能是失眠者大脑里缺少的某种有效物质，人的大脑拥有睡眠所需的一切。

5.6　服用安眠药会成瘾吗

　　对于急性睡眠障碍，即刚刚出现的睡眠障碍，服用安眠药是完全有效的。然而，最近关于安眠药成瘾隐患的新闻报道层出不穷。此外，有研究表明，即使毫无助益，部分失眠症患者还是会继续服药，这些患者用药成瘾了吗？

> **举例**
>
> 　　本来只应吃几个星期，但 H 女士服用佐匹克隆已有数月之久。其实，吃了佐匹克隆后，她也无法通眠，但她很害怕停药，担心没有安眠药就再也睡不着。

　　安眠药成瘾性在专业领域存在争议，这也是许多睡眠障碍者担心的问题之一。解答这一问题，应该再次澄清成瘾性这个概念。

　　成瘾性的一个基本标准就是对具有积极作用的物质的渴望及在服用该物质时失去控制。这就意味着，即使此类物质有害，相关人群仍会持续服用。尤其是那些低剂量时有积极效果的物质，如酒精，一旦剂量高了，就会损害身体。成瘾者渴望积极效果，于是继续喝酒。某些时候，他可能意识到戒酒会带来极其严重的后果，此时，他的饮酒行为是为了避免消极后果的发生。

为了一直获得相同的积极效果，成瘾者会不断增加剂量，从而陷入恶性循环，并且害怕戒酒。过度酗酒也会导致社交越位，遗憾的是，这并不能阻止大部分成瘾者继续饮酒。

失眠症患者并非渴望安眠药（镇静剂）的效用，而是渴望睡眠。他们把介质当作药物服用，并非为了体验额外的积极效果（如大部分毒品）。大部分患者长期服用低剂量安眠药，而且不会增加剂量。确切地说，很多人害怕增加剂量。尽管只是定期服用安眠药，也会对戒断反应产生极大的恐慌，但这一反应并不像戒断其他物质时那么严重，比如酒精。不过，极少数情况下，患者违背医嘱大量增加剂量，会达到成瘾标准。但对于大多数失眠症患者而言，不增加剂量，定期服用安眠药，并不会成瘾。

5.7 把酒精当作安眠药

"晚上来一杯红酒吧！"这个"好建议"许多睡眠障碍者都曾听到过。酒精是安眠药吗？答案显然是否定的。酒精一直都是一种享乐品，作为享乐品被消费。"为了……"而饮酒会使酒精功能化，也就意味着酒精成了一种辅助手段。就此而言，出于多重原因，酒精都太危险。

　　和所有镇静剂一样，酒精也有令身体对其形成依赖的缺陷。这种依赖效应会导致饮用量增加。最初，一瓶啤酒便足以放松身心，不知何时起需要两瓶了，之后逐渐递增。酒精的另一个不良副作用是导致早醒。身体要分解异常高的酒精含量，会导致睡眠过早醒来。

5.8　关于褪黑素

　　部分服用褪黑素的患者，他们的说法非常相似："我得到了美国进口的褪黑素，之所以服用它，是因为它是一种身体内生的物质。我不想为了睡眠而服用化学药剂。"20 世纪 90 年代，人们发现服用褪黑素可以改善睡眠，于是很长一段时间内，褪黑素一直享有"睡眠荷尔蒙"的美誉。

　　研究人员发现，服用褪黑素后，可以观测到更多 REM 睡眠阶段（快速眼动睡眠阶段）。这种睡眠阶段在睡眠过程中多次出现，常与做梦有关。自此，褪黑素对睡眠的影响被反复研究。

　　褪黑素到底是什么呢？医学研究表明，夜晚昏暗之时，褪黑素在间脑中的分泌量不断增加，在此期间，其产生受到光线的抑制。此外，褪黑素也会在肠道和视网膜中产生，并与人体其他生理反应密切相关，如生殖器官。因此，褪黑素并非只作用于睡眠。

褪黑素对睡眠有何影响呢？褪黑素作用于调节体内生物钟的特定受体。据观察，服用褪黑素后，人们会更快地入睡。因此，当有人患上入睡障碍时，经常会被建议服用褪黑素。褪黑素的具体作用机理尚不明确，假设褪黑素主要负责降低夜间人体的清醒程度，那么对睡眠的直接促进作用就会较低。这里还会涉及生物学上的夜晚，这样的夜晚从人体分泌褪黑素开始。

已有基于褪黑素制成的安眠药，如缓释褪黑素或阿戈美拉汀（维度新®）。尽管褪黑素对改变失眠症的作用不大，但它针对时差问题的功效得到了很好的验证。

5.9　不服安眠药入睡

治疗之初，许多患者都会问："我已经吃了这么久的药。怎么做才能在不吃药时顺利睡着？"服用安眠药的时间越长，不服药便无法入睡的印象越深入人心。安眠药就像一座通往睡眠的桥梁，若桥梁断裂了该怎么办？上述设想的心理背景又是什么？

这背后是已经描绘好的大脑不再良性运转的画面。大脑中似乎有哪里不对劲，但药物恰好可以弥补这一机能障碍。比如，对于创造"睡眠"这种身体无法完成的任务，那就由安眠药来承担。

许多失眠症患者认为，不服用安眠药，身体就难以找到入眠的途径。这种印象，很可能因不服药时反复出现的负面经历得到强化。有患者表示，他们经常进行戒断尝试，结果总是徒劳。他们其实并不想服药，总想试图从中抽离。但伴随失眠的戒断反应，对失眠症患者而言非常可怕，以致他们再次选择服用安眠药。长期服药后，对个人身体的信任往往就会土崩瓦解。

⊙每个人（体）都可以不借助药物安然入眠。

如果对上述观点有疑问，请不要着急往下读，尝试理解并接受这一观点。越相信这句话，便能越快达成所愿。

如果您正在服用安眠药，应该在行为疗法治疗措施（参见第六章）开始时就戒断药物。原因主要有以下几种。

首先，治疗方法并非多多益善，同一时间应只采用一种。如果服用药物的同时也采用行为疗法，可能无法得知到底是哪一种治疗方法产生了效用。另外，戒断安眠药后可能会出现睡眠恶化的风险。这种情况如果发生在治疗初期，反而很好解决，因为行为治疗措施刚刚开始。

其次，原因在于日间困倦。行为治疗措施可能会短暂加剧困倦，若您继续服用安眠药，情况可能会恶化。尤其在道路交通驾驶过程中，可能会引发事故。

最后一个原因相对简单。如果想长期不服用安眠药也能入睡，就要尽快踏出戒断安眠药这一步。这种情况下，与隔断生活中其他"令人不愉快的事情"并无二致。

5.10 如何戒断安眠药

戒断安眠药时有一些事项需要注意。

如果服用的是医生开具的安眠药，最好提前咨询戒断药物的方法。苯二氮卓类药物的戒断无法一蹴而就，安眠药的成分不同，戒断的难易程度也各不相同。最好能规划一段戒断时间，在这期间可以允许有几晚睡眠不佳，如一个周末或几天的假期。

可以预料，停服安眠药的第一夜睡眠会很糟糕，整体而言睡得很少，当夜最好不要太早就寝，理想的情况是在感到瞌睡时再上床睡觉。停药第一晚，若直到深夜才出现上述情况，事情也没那么糟，毕竟已有准备并做好了规划。

此外，还要预料到停药的第二天会很累，因此，停药的第二天最好不要计划任何需要专注度的活动，包括长途驾驶或者其他形式的监管任务。停药最好选一个没有重要事情的日子，停服安眠药的第二天不能过度劳累，但也不必过度小心。

戒断安眠药的头几天白天不要躺下，不要试图补觉。要尽量保持积极活跃的状态，多到户外呼吸新鲜空气，或者多参加社交活动，以分散自己的注意力。这些疲倦的日子，是实施初期治疗计划的最佳时机。

戒断安眠药注意要点

※ 遵医嘱进行戒断。根据有效成分的差异，也许可以一天之内戒断，也可以逐步减量，缓慢戒断。

※ 选择无论工作还是私人生活都无须承担过多责任的时间。

※ 预料会有几晚睡眠不佳。

※ 戒断期间，开始采取行为疗法的前期治疗措施。

※ 多规划一些能够转移注意力的活动。

要记住，在此之前已经有很多人戒断了安眠药，且戒断过程毫无波澜。

第 6 章
以行为疗法自助

　　本章将开启您的自我治疗之路，您将了解到睡眠障碍行为疗法最重要的事项。您也可以检验您的态度、期望等内在想法与已设定的各种目标，并开始做睡眠记录，深入分析与睡眠相关的恐惧。

6.1　失眠症认知行为疗法

　　认知行为疗法，是治疗失眠症的首选疗法，这是睡眠研究专家的共识。什么是行为疗法？睡眠障碍者应该做好哪些思想准备？

　　行为疗法以学习理论为基础。根据学习理论，每个行为都能被学会，从学会起也可能再退化。睡眠是人类诸多行为之一，虽然人们无法随心所欲地实施睡眠（"现在就睡"的要求是徒劳的），但至少可以间接地影响它。影响睡眠质量的规律性事物，当前已有充分研究，包括时间生物学规律（参见 7.1 节），也包括情绪和思维。人的行为也会导致睡眠成为可能或不可能。

　　行为疗法介绍了促进睡眠的行为措施。当然，要想让这些措施起效，不仅要运用，而且要真正理解并内化。失眠症行为疗法不仅提供睡眠卫生方面的"建议"，还会积极改变与睡眠相关的思维和观念。这一改变需要一段时间，毕竟很多思维模式不易转变。

> **举例**
>
> H 先生坚信,不只自己的睡眠,所有人的睡眠普遍都会受到电磁场的影响。出于这一原因,他将所有电子设备都移出了卧室。起初,他的睡眠有所改善,如今又再度变差。H 先生认为,再度变差是因为他的卧室仍然遭受电子污染。

了解睡眠调节及影响睡眠的因素,是认知行为疗法的重要一环。与减肥类似,要明白为什么不能摄入某些食物而非简单地遵守禁令,这样才有可能减重。同样,如果我们了解了睡眠是如何"运作"的,就能轻松入睡。

与安眠药相比,行为疗法主要针对睡眠障碍诱因进行治疗,这样不仅可以消除上述诱因,还能提供预防睡眠障碍复发的行为措施。除此之外,行为疗法还探究睡眠障碍的维持条件并对其加以改变。

安眠药促进入睡,即刻起效,但仅在服用期间具有效果,而行为疗法则能持续影响睡眠。这意味着即使治疗结束,改善睡眠的措施仍会持续产生效应。这是如何做到的呢?其实,如果大家明白怎么做才能睡个好觉,便能抑制失眠症的发展。从某种程度上可以说,慢性睡眠障碍患者接受行为疗法后,便已经获得自我修复睡眠的利器。

> **定义**
>
> 　　失眠症认知行为疗法采取促进睡眠的行为措施，改变干扰睡眠的思维模式。

　　行为疗法通常由受过专门训练的治疗医师传授，可以通过单人对话进行，但对于失眠症患者而言，小组治疗已被证实更积极有效。小组治疗的优势在于，患者之间可以相互交流。很多失眠症患者时常感到自己缺乏家人与周围人的理解，毕竟没有缘由的慢性睡眠障碍很难想象。获悉其他人也有相同经历后，只这一点就足以令患者们如释重负。

　　在这里，失眠症患者可以获得所有有关睡眠、失眠症以及改善睡眠行为方式的相关信息。然后，他们可以在监督下付诸实施。这些内容将在随后的自助措施里介绍。自助治疗由于缺乏治疗监督，想要实施并获得成功，必须满足部分前提条件。

> 　　⊙本指南无法代替专业医学治疗。当您感到自己失落且无法自我解脱时，请您鼓足勇气，寻求专业帮助（如医院的睡眠门诊），睡眠专家可以帮到您。

6.2　行为疗法何时可以奏效

与所有疗法一样，行为疗法必须满足一定的前提条件。行为疗法并非无须自我协助就能带来优质睡眠的神奇魔杖，相反，失眠症特定行为疗法需要患者方面具备一定的前提条件，这些条件在一定程上决定了治疗是否能够获得成功。

注意：困倦加剧

行为疗法倡导的诸多措施直接影响日常生活，尤其是睡眠习惯，其中一条行为规范与卧床时间有关。行为疗法实施初期，卧床时间相对缩短，带来的显著副作用可能是日间困倦加剧。但是，对于慢性睡眠障碍患者来说，这种困倦本来就在加剧。这段时间里，应该做好日常工作安排，比如放弃漫长而单调的汽车旅行，或者只在精力充沛时才驾驶汽车。

没有未经治疗的生理性睡眠障碍

如果存在其他未经治疗的睡眠障碍，应先行治疗，因为它会加重睡眠干扰。睡眠呼吸暂停综合征，以及伴随睡眠周期性腿动的不安腿综合征，均属此类障碍（参见第 3 章）。

其他个体原因

还有其他所谓禁忌征象，即行为疗法暂时不宜实施的问题，如危急情势或特定精神障碍。此类情况此处无法列举，要根据个体情况而定。最好咨询家庭医生或失眠症治疗医师，与他们进行具体商讨。

内心态度

另一个前提条件是内心态度，即对待行为疗法的态度。在面对治疗医师的常规心理治疗过程中，可以通过医患互动产生针对治疗的内心态度。治疗医师能够说服患者相信疗法的正确性。如果借助自助指南，则无法达到这一点，也就是说，这份指南首先得要获得信任。

怀疑甚至抗拒的内心态度，会降低治疗计划的成功率，这一点对于治疗失眠症尤为重要。现在随处可见所谓有效的"睡眠秘籍"，许多人对此心存疑虑，因为他们已经尝试了很多方法，基本上都无济于事。如果"再次"得到同样的建议，很多人的反应都是拒绝，甚至可能对重要的帮助信息也一概不予理睬。因此，请您以开放的心态对待下列说明，并请您相信一切内容已成功测试过。

⊙面对下列行为疗法提供的方法，您应持开放态度。

为什么对待治疗的态度如此重要？因为对待治疗的态度，会对治疗进程与成效产生显著影响。研究表明，对待药物的态度会影响疗效。我们越害怕某一事物，注意力越会集中于此。如果患者服药后碰巧产生的副作用，正是他此前在说明书上看到的，那么他就越容易主观臆想地感知到所谓初发症状。

对治疗持开放态度，才有可能使您对治疗产生信任。信任指相信自己的身体和睡眠能力，这正是睡眠障碍者已经失去的。相信自己的身体，才能重新学会入眠。当然，这并非一朝一夕的事，也不会几天之后就完全不再起效。您会发现，行为疗法是一个过程，在这个过程中，身体不断学习，越睡越好，其间也可能会有反弹，但通过治疗，您会变得越来越镇静和放松。

举例

J 女士患睡眠障碍多年，在此期间，她每晚服用两片安眠药。对于改善自己的睡眠，她做过诸多尝试，以至于认为自己已经无望。对于治疗医师与自己的身体，她有强烈的信任障碍。起初，她发现行为疗法收效甚微，但从她意识到自己也有机会睡个好觉的那一刻起，她的睡眠开始得到改善。

纪律

失眠症特定行为疗法旨在改善睡眠，只有睡眠相关行为方式得以改变，这一疗法才会有效。上述行为方式的改变，应持之以恒，因此，治疗要求一定的纪律性。又因为睡眠十分敏感，所以纪律尤为重要。

纪律应付诸于哪些方面呢？此处所说的治疗，包括一些既不寻常，实施起来又令人不悦的行为措施。一个很好的例子便是卧床时间。一旦设定卧床时间直至早上 6 点，也就意味着应该在 6 点而不是 6 点 15 分起床。闹钟应该早一些响，这样才能真的在 6 点起床。其他措施亦是如此。

与药物治疗相比，非药物疗法往往因为需要定期采取的行为措施而失败，这不只出现在睡眠障碍的行为疗法。可以说，在睡眠障碍的行为疗法中，纪律显得更为重要，因为身体要被"重新编程"。

6.3 确立目标

切合实际的目标

通过自助治疗，您想实现什么目标？这些目标切合实际吗？您还记得，本书开头（1.4 节）讲到优质睡眠时提到的内容吗，阅读了前面几章有关睡眠与失眠症的诸多内容后，也许您已经改变了想法。现在要做的是为自助治疗确立切合实际的目标。

即时测试

请您暂停片刻，思考一下您期望达到的目标。或许，您可以设定几个简单的目标。

关于睡眠，我的目标是什么？

_____

_____

睡眠障碍行为疗法基于时间生物学与心理治疗学方面的认知，首先的一点是改善睡眠。这就意味着，您在自助治疗后能够更好地入睡与通眠。睡眠如能变得更稳定，就更能帮助身心恢复。您也会感到休息及身心恢复得更为充分，持续的疲惫倦怠与精疲力尽之感不复存在。

通过自助治疗，您将学会在充分休息的基础上，更高效地利用白天的资源，您的工作会更有效率。由于睡眠障碍已被证实会导致情绪恶化，所以，自助治疗之后，您的心情会变得更为愉悦，不再像以前那样激奋和敏感。仅此一项，便能提高您的生活质量。您还会拥有更多精力去追求您的兴趣爱好，能够更积极地投身于社交活动。

自助治疗的根本目标是：不服用药物也能顺利入眠。也就是说，成功治疗之后，您将彻底摆脱安眠药。

下面列举了一些切合实际的治疗目标。

治疗目标

※ 更快入睡。

※ 更好地通眠。

※ 更有助恢复的睡眠。

※ 日间更清醒，更精神。

※ 工作注意力更集中，更高效。

※ 更好的情绪。

※ 更高的生活质量。

※ 更积极地参加社交活动。

※ 不再服用安眠药。

不切实际的目标

除了上述切实的目标，坦诚地讲，还有一些不切实际的目标，其中就包括恢复"曾经拥有过"的睡眠。

"我想像以前那样睡觉"，人们经常表达这样的愿望。有些睡眠障碍患者声称，自己之前可以连续每晚都睡 8 个小时以上。

恢复这种状态是不切实际的目标。失眠症通常侵扰中年人，很多人惊讶自己患上了睡眠障碍，却并不了解自己到底是怎么了。之前，睡眠一直毫无问题，现在却突然不受控制，因此，人们自然而然地期望通过自助治疗重回"之前"的睡眠状态。其背后的想法是，身体由此得到一定程度的修复，产生与以前一样多的睡眠。

真实情况却与自己的期待相距甚远。经历过失眠症，表明睡眠需求可能已经发生了变化。失眠症往往始于生活危机，即压力，而压力会改变睡眠需求。从这一层面来看，睡眠障碍者并非生理上"产生缺陷"。

睡眠障碍者能够入睡，只是每段睡眠睡得不够长。通过自助治疗可以改善睡眠的连续性，以获取更有助于身心恢复的睡眠。甚至可能发生这样的情况，即您现在可以适应较短的睡眠时长，但不能期待拥有任意时长的睡眠。

在这一点上，需要强调的是，睡眠障碍者往往低估了自己的睡眠时长。如果您感觉自己平均只有 4 个小时的睡眠，就不要以 4 个小时为自助治疗目标，至少 5 小时的连续睡眠时间才是切合实际的目标。

⊙延长睡眠时间并不是现实的目标，改善睡眠连续性，提高睡眠质量才是现实的目标。

另一个不切实际的目标是永远不再出现睡眠障碍。睡眠是幸福感与内在和谐的指标之一，再也不想彻夜难眠，意味着您再也不想承受压力或不愉快的时光。这是一个虔诚的愿望，但并非切合实际的目标。

睡眠不佳与心情不好一样，属于生活内容的一部分，它们并不具有更多危害。重要的是，通过自助治疗，我们能够改善睡眠质量，避免糟糕的睡眠影响和支配我们的生活。

6.4　设法了解睡眠概况

针对非生理诱因导致的慢性睡眠障碍，想要通过行为疗法改善睡眠，就应该准确地了解自己的睡眠习惯，这一点十分必要。自助治疗并非像药物那样直接改变控制睡眠的生理物质，而是通过行为间接影响睡眠，这就要求我们首先要检查自己的睡眠相关行为。如果我们知道自己做错了什么，就可以对其作出改变。

睡眠通常不会因为单一行为方式而恶化。确切地说，长期睡眠不佳是一系列行为的综合结果，这些行为都会向身体发出错误信号，导致无法顺利入眠或频繁觉醒。因此，开始自助治疗之前，您应该首先了解自己的"睡眠－觉醒"行为。

即时测试

以下睡眠行为相关问题十分重要：

（1）您通常何时上床睡觉？

_____

（2）您一般何时起床？

_____

（3）您平时夜间睡眠的平均时间是多少？

_____

（4）您周末的平均睡眠时间是多少？

_____

（5）您夜间平均觉醒几次？

_____

（6）您平均需要多长时间才能入睡？

_____

（7）您卧床的平均时间，取决于是否在睡觉吗？

_____

（8）您白天会睡觉吗？如果是，睡多久？

_____

在附录 B 中，您可以将自己的答案与无睡眠障碍者进行对比，从中可以发现存在哪些差异。

6.5　睡眠记录

　　记录"睡眠－觉醒"节律可以使用不同的方法，其中有一种是借助行动测量仪进行自动记录。这种小型运动计量器可以佩戴在手腕上，十分灵活舒适，能够对休息和活动进行测量。这种器具价格较昂贵，对睡眠障碍行为疗法而言也并非必需品。

　　睡眠障碍行为疗法中，通常所说的睡眠记录基本上就已经够用了。睡眠记录一般会记载包括"睡眠－觉醒"节律所需的所有信息。图 5 展示了这样一份睡眠记录，其中主要包括回忆得来的睡眠时间、卧床时间、夜间清醒期以及日间睡眠数据。

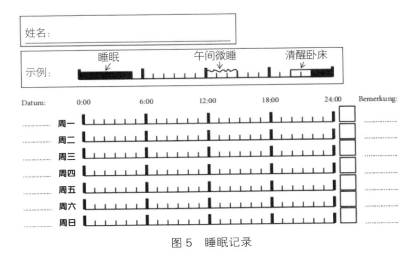

图 5　睡眠记录

睡眠记录格式各不相同，您使用哪一种格式并不重要，重要的是您在自助治疗期间要定期做睡眠记录。只有这样，才能发现睡眠及睡眠质量发生的变化。

细看图 5 中的睡眠记录：左侧记录的是日期。右侧一栏录入事件，如服药，或者录入特殊事件，如医学检查或主要病症。如图中所示，能被感知的睡眠用粗线标示，清醒状态用细线标示，微睡则用曲线标示。

图 6 展示的是正常睡眠行为示例。从中可以看出，人们可以在短时间内入睡。除少数人外，都能完成通眠。每周平均睡眠时长约为 6 小时，周末则更长。

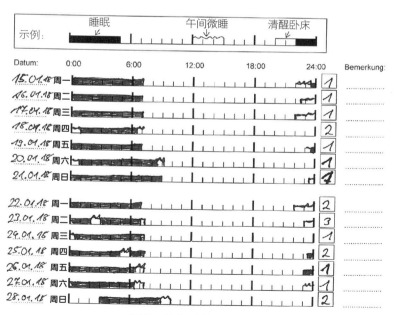

图 6　健康睡眠记录示例

图 7 展示了一位失眠症患者的睡眠记录，从中可以看出，该患者夜间有较长的清醒期，卧床时间并不都是睡眠时间。

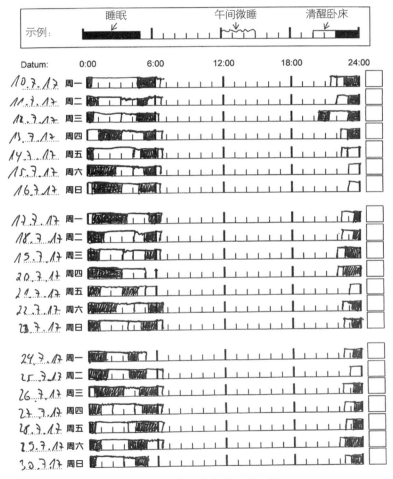

图 7　睡眠障碍患者的睡眠记录

即时测试

　　现在，请您进行为期一周的睡眠记录，每天早上记录上床睡觉和起床的时间。请您用连贯的实线标注睡眠，用细线标注卧床时的清醒期。重要的是，您不要在夜间看表，而是第二天纯粹凭记忆来记录睡眠情况。本周，您先放松一下，不要立刻采取下面介绍的措施。数据记录第一周，您可以阅读下一章节，相关内容会使您更容易采取进一步措施。

　　虽然有不同类型的睡眠记录格式（如日记录、周记录或月记录），但它们记录的内容基本相同。您可以在网络资源中找到睡眠记录模板。

6.6　识别睡眠相关恐惧

　　开始改变行为之前，我们应该审视可能会遇到的障碍。您一定也有过这样的经历：想要改变行为，但付诸实施后，并未获得成功。在实施过程中，往往是恐惧在阻碍我们改变行为，只是我们并没有意识到这些恐惧。

　　本节内容与识别和消除睡眠相关恐惧有关，该内容不仅对消除无意识障碍至关重要，也是全身放松的重要前提。更为关键的是，放松是我们得以入睡的必要前提。

　　事实上，睡眠相关恐惧是睡眠是否成为可能的条件之一。部分恐惧由自身原因造成，它们主要源自错误信息或者误解。人们反复提及的主要恐惧之一，是担心睡眠障碍引发的后果。

举例

　　T女士其实可以很好地入眠，只是旅行时她便再也睡不着。旅行出发前夜，她已开始担心睡眠不足，害怕太过疲累，可能错过飞机。此外，她还害怕入睡太晚，担心听不到闹钟响。不过，所有此类事件均未发生。相反，T女士积累出了这样的经验：即使睡眠相对较少，自己也能保持足够清醒，确保45分钟内到达机场。唯一值得可惜的是，起飞前的数晚，她一直都有入睡障碍。

　　这一示例清楚地表明担忧和恐惧如何影响我们入眠。睡眠相关恐惧不仅会造成直接后果，还会带来长期影响。人们随处都能读到这样的内容：据称，睡眠不足可能招致一切恶果，睡眠不足会损害免疫系统，引发身体疾病，令人发胖，损伤记忆力。那么，这一切都是谎言抑或是半真半假？我们为何需要睡眠？睡眠过少的后果是什么？

　　我们需要睡眠来恢复身心，这是确定无疑的。不过，如果长期睡眠不足，会产生怎样的恶果呢？对这些恶果的恐惧，是否会再度影响我们的睡眠，乃至引发睡眠障碍呢？很多失眠症患者聚焦于睡眠障碍，以致未能全面了解恐惧对他们造成的影响。

> **举例**
>
> R 女士曾罹患乳腺癌，治疗期间，她一直都睡得较好。然而，后来情况就发生变化了，因为她读到这样一段文字："睡眠不足会损害免疫系统。"自那以后，她就患有严重的入睡障碍。夜间，她开始频繁地看表，以确保自己拥有足够的睡眠。入睡前，她变得越来越紧张，担心无法入睡。情况越来越糟，最终她不得不去开一些安眠药。

本书 4.4 节中，已经列出了与失眠症有关的典型恐惧。图 8 展示了可能因睡眠不足产生的多方面心理负担。

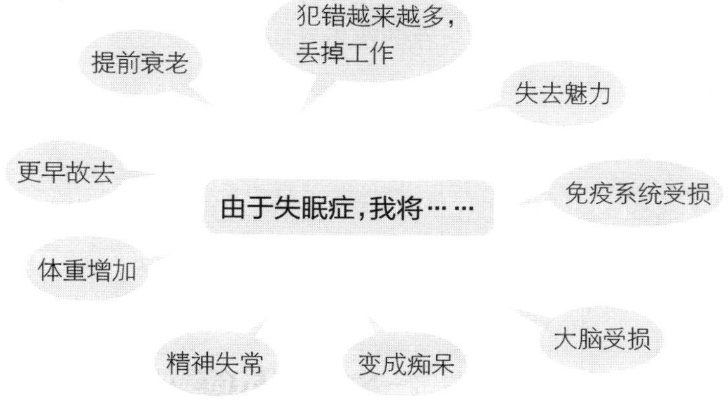

犯错越来越多，丢掉工作

提前衰老

失去魅力

更早故去

由于失眠症，我将……

免疫系统受损

体重增加

精神失常　　变成痴呆

大脑受损

图 8　失眠症特有的非理性恐惧

即时测试

　　您能认知自我吗？请您思考一下，哪些恐惧特别容易困扰您？

　　　　————————————————————————

　　　　————————————————————————

　　睡眠障碍会引发心理应激与恐惧，恐惧又会加重睡眠障碍。正确认识恐惧，意味着开始建设性地探究和面对它们。请您检查一下，您的恐惧是怎么来的？

　　※ 您从哪儿获得睡眠障碍引发恶果的相关信息？

　　※ 您一直都有这样的睡眠相关恐惧和心理压力吗？

　　※ 针对睡眠障碍的后果，您的害怕程度有多大？

　　※ 您有没有发现自己一直在关注睡眠障碍恶果这一主题？

　　※ 您曾深入探究过自己的睡眠相关恐惧吗？

　　当您认识到睡眠相关恐惧是非理性的，即"不理智的"，您就会更容易克服恐惧。若您能够战胜恐惧，自助治疗便可以更好地克服睡眠障碍，其威胁也不再像您想象得那么严重了。您也可以更安心地实施以下章节所述的行为疗法，以便早日摆脱睡眠障碍。

6.7   放下恐惧

是时候把不必要的睡眠相关恐惧抛诸脑后了，但是，我们应该如何开始呢？毕竟，恐惧不像热气球上多余的压舱石那样，轻而易举地就能丢掉。我们甚至找不出自身的睡眠相关恐惧，是不是这样？

丢掉睡眠相关恐惧的方法有很多，其中之一便是认识到恐惧无用。大多数睡眠相关恐惧都是非理性的，也就是说，这些恐惧其实是多余的。

> **恐惧**
>
> 心理学中，非理性恐惧区别于理性恐惧。一头狮子接近时，感到恐惧是理性的。座位旁边有一只小蜘蛛，产生恐惧则显得不够理性。许多人都有非理性恐惧，如果不受其主导，意识到这种恐惧毫无意义，就能摆脱恐惧。

针对失眠症的非理性恐惧，前面已经做了讨论。最常见的恐惧之一是"长期睡眠不足会导致生病"，这一恐惧其实很好推翻。

睡眠不足致病？

睡眠期间，身心开始休息与恢复，此外，记忆内容被分类与归档。我们在睡眠过程中处理各种体验，克服情绪，但是，接下来会发生什么呢？如果睡眠不足，或者常被打断，所有此类进程是不是就不再发生？

睡眠不足导致的后果可以通过实验进行研究，相关研究在所谓睡眠剥夺实验中进行。剥夺意指夺走或者撤销，如让受试者比平时更晚上床睡觉，或者过早唤醒他们。一次部分睡眠剥夺的抽样实验对此进行了数日的研究。

如果睡眠完全被阻断，我们便要述及睡眠剥夺。睡眠剥夺实验是睡眠医疗中的一项典型实验。此类实验相对容易进行，且人们可以充分掌控诱因（即睡眠不足），并对其进行监测。

睡眠不足的主要后果是第二天睡眠倾向加剧，精神困倦，以及情绪不佳。最长的睡眠剥夺自主实验持续了 11 天，实验结果显示并未对人体造成永久性损害。

> ### 睡眠剥夺
>
> 20 世纪 60 年代，一位美国学生做了一项极端实验，他在被监测的情况下连续 11 天没有睡觉。实验后期随之出现了各种症状，如眩晕、极度嗜睡，夜间还产生了幻觉。当他从较长一段时间的睡眠中逐渐恢复后，所有症状都消失无踪。

即使我们因睡眠障碍感到身体疲惫，精疲力竭，注意力不集中，但这并不意味着会造成持久性损害。相反，许多证据表明，睡眠过少并不会损害大脑或者其他器官。然而，部分观念依旧认为，睡眠障碍会持续扰乱生成记忆、衰老、免疫防护、细胞再生等过程。针对这种观点，目前尚无确切结论，对于失眠症而言，尤其如此。

⊙严重睡眠不足影响我们的清醒状态与情绪，但所有此类症状都会随着睡眠全部消失。

除了实验性睡眠剥夺研究，还有所谓流行病学研究。流行病学研究主要调查长期睡眠不足带来的后果，此类研究针对大量人群进行调查访问。基于其中的部分研究，有观点认为，睡眠不足会增加超重或罹患特定疾病的风险。然而，将这一调查结果套用于失眠症时，应该采取审慎态度。

对睡眠不足带来的后果，科学研究尚未完结，对失眠症的后果也不能妄下结论，因此无须担忧。如果您再次清醒地躺在床上，也无须担心自己的身体受到损害。至少现在来看，身体并不会因睡眠过少而发生任何问题。

另一项研究结果也证实了这一点。来自瑞士的研究团队致力于睡眠不足后睡眠结构与睡眠阶段变化的研究。他们对这一问题很感兴趣，即睡眠不足是否会在脑电波图形中留下痕迹。

他们做了一个十分著名的实验，以研究深度睡眠的作用。实验中，受试者先是被剥夺睡眠。彻夜未眠后，第二天晚上，可以发现受试者的深度睡眠明显增加，而这将不利于其他睡眠阶段的运行。

此类实验备受瞩目。所有实验都表明，我们可以弥补睡眠不足，只是会睡得更沉一些！身体会自行获取其所需的睡眠量，这种补偿机制在动物身上也可以得到印证，也就是说，这不是纯粹的人类现象。

我们会通过更为深度的睡眠弥补缺失的睡眠，对于研究而言，这一事实令人非常振奋。实验结果也为睡眠过少者带来了欣慰。当我们睡眠不足时，可以更为深度地睡眠，那么睡眠不足还有什么意义呢？

睡眠障碍的后果。其主要后果为疲倦与嗜睡增多，每一位短期睡眠不足的人都知道这一点。如果我们睡眠过少，身体便会力图弥补这部分睡眠，睡眠压力随即升高，之后，我们会比往常更快入眠。也就是说，我们的身体有一套针对睡眠不足的补偿机制。相比积极活跃的环境，无聊情境中，我们更难对抗睡意。

如果睡眠持续受到干扰，我们没有机会"真正睡个饱觉"，情况又会怎样？出于伦理学原因，在科学研究中持续剥夺睡眠是不可能的，因此并无相关研究数据。

关于睡眠不足的危害，常被提及的观点是，令人精疲力尽的睡眠剥夺好比刑讯之法。大多数人从个体经验中得知，出于某些原因不能在极端睡眠压力下获得睡眠，人们感觉有多痛苦！如果这种情况在刑讯条件下系统性发生，又将多么糟糕，然而，我们并不能将刑讯条件等同于失眠。尽管患者觉得失眠如同刑讯，但从另外的角度看，这种情况缺少引发他们恐惧的外部条件——拘禁。

如上所述，未经治疗的失眠症不会导致身体疾病或痴呆，但会影响日间的专注度、心理状态及工作效率，因此也应予以治疗。

> ⊙失眠症可以得到很好的治疗，无须吃药。

另一个常被指出的恐惧是，"睡眠障碍将永远不会停止"。这一恐惧因频繁且徒劳的治疗尝试而产生。如果失眠症患者做了很多尝试，却似乎依旧无济于事，睡眠情况并没有任何好转，就会丧失希望，尤其是对自己的身体失去信任："也许我的身体再也不能产生睡眠了。""也许身体出现了什么问题？"

其实，每个身体都能睡眠。从生理学角度来看，永久性失去睡眠能力是不可能的。人们必须教会身体再次完整地睡眠，这一点借助行为疗法可以实现。

即时测试

请您勇于面对睡眠障碍产生的恐惧，比如"担心睡眠不足会损害身体"，或"害怕永远摆脱不了失眠症的困扰"，这两者都是非理性恐惧。如果您相信事实并非如此，就能卸下这些恐惧。

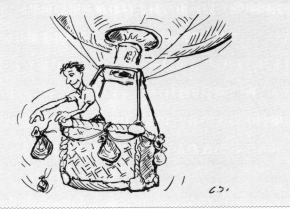

总而言之，大多数有关失眠症后果的恐惧都毫无根据，失眠症既不会导致明显的身体疾病，也不会造成过早痴呆。许多人长期与未经治疗的睡眠障碍为伴，但不必因此放弃自身的工作。失眠症导致提前衰老或者早死的说法亦无据可查。无论如何，人们无须一辈子承受失眠症的折磨，请您告别这些恐惧，重新开始信任自己的身体。

身体能够产生睡眠，您只需要指给它如何去做！朝此方向迈出的第一步是，不再因非理性恐惧而将自己置于压力之中。

6.8 防止恐惧再次发生

我该怎样做才能防止睡眠相关恐惧再次发生？尽管感觉非常疲倦却无法入睡，找不到睡眠"开关"的经历，仍然令人印象深刻。大脑会记住这些恐惧，即使我们不想这样做。不过，人们也可以阻止这些恐惧再次出现。

即时测试

防止恐惧再现的建议

（1）请您试着消除恐惧的"源头"，不再阅读任何有关睡眠及其影响的文章。尝试尽可能少地关注睡眠。

（2）不要再把一切都归咎于睡眠。试着想一下，即便睡眠质量不差，您也会感到疲倦或紧张。

（3）请您遵循已知可以改善睡眠的行为疗法措施！

（4）请您制定自我镇静的策略，试着说服自己，不给恐惧制造任何机会。

（5）越早体验到可以通过自身行为积极影响睡眠，非理性恐惧带来的影响就越小。

您越不关注睡眠及其后果，就越能与此类问题保持距离，也就越能远离非理性恐惧。

> ⊙原则上无法防止恐惧出现，但可以避免让恐惧主导我们的行为。

第 7 章
构建睡眠压力

　　本章将介绍改变睡眠相关行为的必要措施。正如所有治疗措施一样，它们仅在您遵循它们时才能发挥作用。

　　第 6 章中，详细探讨了针对自助治疗的内在态度。该章传递的主要信息是，信任是接受和尝试治疗措施的基本条件。应该指出的是，这里提及的不是不加批判地接受行为疗法措施并简单实施，也不是简单地采纳有关睡眠的建议。相反，对您来说，这里建议的每一个治疗步骤，都是可以理解的。只有了解了其背后的逻辑，该疗法才会产生效果。

7.1 产生睡眠压力

入睡障碍主要与缺少睡眠压力有关。

> **定义**
>
> 　　睡眠压力指的并非感知到的疲劳程度，而是身体进入睡眠的意愿。

　　怎么才能产生睡眠压力？波尔贝里（Borbély）[1]和他的同事们研发了一款模型，解释了如何影响睡眠质量。这个双进程模型（Zwei-Prozess-Model）描述了我们为何更快或者更慢入眠。

　　图 9 中，可以看到一条缓慢上升的曲线，该曲线描述了清醒期内缓慢而稳定增长的睡眠压力。当我们入睡时，这条曲线就会迅速下降。日间逐步形成的睡眠压力，在深度睡眠期（参见 1.5节）初始急速降低。

---

[1]　波尔贝里（Alexander Borbély），1939 年出生，匈牙利裔瑞士药理学家。

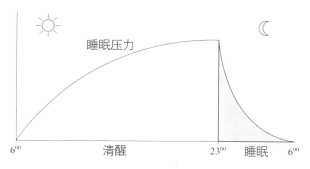

图 9　双进程模型（1982 年，由波尔贝里修正）

　　该模型很好地阐述了到底是什么决定入眠的时间，如果我们保持了足够长的清醒，这一时刻便会出现。若睡眠压力过低，我们可能会难以入眠。压力过高的话，我们也许再也无法控制入睡，甚至会违背自己的意愿而进入睡眠。

　　为了能够轻松入眠，我们需要足够长且持续的清醒期。我们可以在规划好的睡眠期之前创造连续且长时间的清醒期，以此改善我们的睡眠质量。长时间的清醒会增加睡眠压力，而在规划好的睡眠时间之前打盹，则会降低睡眠压力。

　　失眠症行为疗法主要基于这些简单准则。如果您遵循下述要求行动，您会发现，您的睡眠也会发生相应的改变。

　　⊙睡眠压力越高，入睡越轻松。行为疗法旨在发挥睡眠压力的作用，改善入睡过程。

许多患者辩称，尽管极度疲倦且清醒期足够长，但他们仍然无法入睡。他们的说法部分正确，睡眠压力是影响优质睡眠的主要因素，但也只是多个影响因素之一。清醒时间越长，睡眠压力越高。不过，只有睡眠压力形成规律时，这一原则才会生效。通常情况下，一周的时间可能尚嫌不够。

对睡眠健康的人而言，漫长的一天已经足矣，他们或许立刻就能入睡。对于睡眠障碍者来说，身体必须学会重新构建睡眠压力。要达到这一点，方法之一便是通常所说的睡眠限制，即限制卧床时间。

睡眠限制

睡眠限制是失眠症特定行为疗法的一个基石。20世纪80年代，由斯皮尔曼（Spielman）[1]发明，此后，在各种各样的研究中得到检验探究。睡眠限制是无须药物即可改善睡眠质量的有效方法之一。这些措施相对而言不是很舒适，且要求自律性较严。不过，它们确实能改善睡眠质量。

---

[1] 斯皮尔曼（Spielman，1747-2015），美国纽约城市大学心理系教授。

7.2　提高睡眠效率

睡眠压力可以缩短我们的入睡时间，但如何才能提高睡眠质量呢？睡眠质量实质上取决于睡眠持续性（参见 1.6 节）。睡眠中觉醒的次数越少，睡眠质量越好。这就意味着，我们必须少给身体清醒卧床的机会。

> ⊙睡眠质量主要取决于睡眠连续性。我们醒来且清醒躺着的次数越少，时间越短，睡眠质量就越好，也越有助于身心恢复。

为了改善睡眠质量，我们必须提高"睡眠效率"。睡眠效率是指睡眠时间占卧床时间的百分比。如果您的睡眠时间只占卧床时间的一半，那么您的睡眠效率即为 50%。若您整个卧床时间内都在睡觉，您的睡眠效率就高达 100%。

睡眠效率达到 85% 即可视为正常，这也可以是您努力追求的目标。当然，这与分钟数或精确的百分比无关，您所设立的目标应该是：卧床的大部分时间都是在睡眠中而非醒着度过。

如果您做过睡眠记录，可依据睡眠记录查看夜间大概的卧床时间与睡眠时间，并以此计算睡眠效率。此外，您可以简单计算最近五天的上床时间和起床时间，据此统计每天夜里您的卧床时间有多久，期间总共睡了几个小时。

即时测试

请计算一下您在上一周的睡眠效率，计算公式是：

睡眠效率 = 每天的睡眠时间 ÷ 每天的卧床时间 × 100%

您可能会发现，相较睡眠时间，您卧床度过的时间太长了。如果卧床时间明显多于睡眠时间，比如超过15%，就应减少卧床时间。换句话说，如果睡眠效率低于85%，就说明卧床时间太长了。

⊙与实际用于睡眠的时间相比，大多数失眠症患者躺在床上度过的时间太长了。

您在床上待的时间越长，睡眠时间占满卧床时间的可能性就越小。相反，您在床上的清醒时间也就越多。如上所述，这样的清醒时期会严重影响睡眠质量。基于此，您应该减少卧床时间。这是睡眠障碍行为疗法的第一步。

当然，从计算公式来看，您还可以通过睡得更久来提高睡眠效率，但这一点从根本上难以实现。

卧床时长选择。大多数失眠症患者夜间最多只能达到5个小时的睡眠时间，其间还伴有持续的清醒期。想要获得最低程度的身心恢复效果，至少要在这段时间内不间断地睡眠。

如果您在夜间主观睡眠时间最多达到 6 个小时，就应该选择 6 个小时的时间范围来实施睡眠限制。这样，您就可以实现连续睡眠且消弭清醒期。若您夜间主观睡眠时间超过 6 个小时，那么说明您可能并没有患上失眠症。

您的卧床时间也可能从 7 个小时计起。不过，若您的睡眠经常超过 7 个小时，就应该重新审视一下您的诊断结论了。

您期望达成的连续睡眠时间如果介于 5 ~ 6 个小时之间，那么 6 个小时的卧床时间足矣，但不应低于这一时长，否则可能会造成严重的日间困倦。尤其当您从事驾驶工作时，面临的风险会更甚。

⊙事实证明，6 个小时的卧床时间合适有效。您不应该选择更短的时长，因为这样会导致日间产生极度的疲倦。

精心选择卧床时长，目的在于让连续睡眠时间尽量占满卧床时间。请您尝试 14 天内尽量有规律地保持 6 个小时的卧床时间。

7.3　确定卧床时间

睡眠限制按以下要求进行。

※ 请您确定一个 6 小时时长的卧床时间安排。

※ 起床时间应固定，如早上 6 点。

※ 您可以在设定的时间上床睡觉，但确实感觉困了的时候才行。

※ 您可以晚一点儿上床睡觉，但必须在设定的时间起床。

上述卧床时间安排，请您至少连续保持 14 天。

起床时间。那么，该如何确定行为疗法治疗期间的卧床时间呢？让我们先从起床时间入手。自助治疗前两周，起床时间应该保持不变，您应选择一个符合自己日常起居习惯的起床时间。

大部分人 7 点到 9 点之间开始工作。在多数地区，学校通常 8 点左右开始上课，许多家庭必须为此做出妥协。比如说，如果您是教师，或您必须照顾学龄儿童，那么 6 点半起床较为合适。当然，起床时间也取决于上班路程的远近、交通状况和其他晨间准备工作。

如果您是个"夜猫子"，而且晚上熬夜也没问题，那么您可以设置一个晚一点起床的时间。何时起床，对于治疗效果而言并不重要。重要的是，您每天都能遵守这一时间，不会一再推迟。

⊙起床时间必须固定，连续保持至少 14 天，期间不允许一再推迟。

起床时间应根据您的日常生活规律与个体情况确定。如果您平时早上五点就醒了，且无法再次入睡，那您属于清晨型或者早起族，也就是所谓的云雀型。那么，较早的时间如清晨五点半，更适合您起床。这样您就会拥有两大优势，首先，您可以依据醒来的时间起床；其次，您其实在早上就已赢得了时间，可以将其花在其他有意义的地方，哪怕只是"静下心来"处理事务。

猫头鹰型或云雀型？

如果您夜间变得更为清醒而非更加疲倦，而且早上不愿早起，更想多睡一会儿，那么您可能属于夜晚（夜猫子）型，即猫头鹰型。如果早上精力充沛，晚上难以保持长时间清醒，那么您可能属于清晨型，即云雀型。

对于大多数人而言，清晨早起或夜间晚睡，对于睡眠来说都不是问题。只有极少部分人天生无法适应正常的起床时间，这种情况通常始于学生时代。有些学生早晨很难醒来，放学后还得再躺下休息。其他一些孩子，晚上难以保持较长时间的清醒，早上的活跃程度却很高，表现积极。

纯粹的猫头鹰型与云雀型现实中非常罕见。我们常常会进行调整并使自己的睡眠习惯与起床习惯与生活要求相适应，因而，很多年轻人更有可能偏向猫头鹰型，之后随着生活的转变逐渐变成云雀型。

即时测试

图 10 中有一段时间轴。您可以在其中录入您的卧床时间。请您在选好的起床时间基础上减去 6 个小时。

我的卧床时间为：

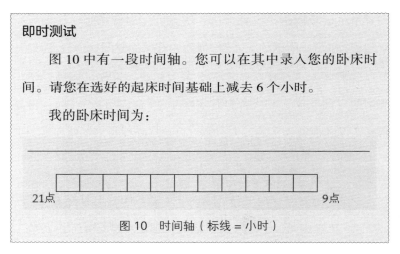

图 10　时间轴（标线 = 小时）

如果您决定清晨 5 点 30 分起床，那么直接减去 6 个小时，即可算出您上床睡觉的时间应该是 23 点 30 分。现在，您已经确定了您的卧床时间范围。那么，23 点 30 分至 5 点 30 分之间，您应卧床休息。

7.4　何时上床睡觉

成年人的烦恼在于我们不知道该何时上床睡觉。

——海因茨·艾哈特

"晚上 10 点左右，我就会感觉特别累，几乎无法保持清醒，这是我的'死点'[1]。如果错过这一时刻，我整晚都会睡不着。"患者如果因为睡眠限制而必须考虑延后就寝时间时，他们时常会反复表达上述或类似的焦虑，其背后的考量是"理想的入睡时间"。

这一时间重要吗？十分重要，又不那么重要。规律的"睡眠 – 觉醒"节律中，我们会在固定时刻感到疲倦。如果晚间再无其他事情要做，身体也会转入放松状态，这一时刻可以更容易实现。日常紧张情绪释放出来后，身体会表现出自主性疲倦。当身体休息时，我们就可能会入睡。如果我们时常经历此类体验，自然或生理性入睡时刻，也就是所谓死点这种印象就会产生。

很多睡眠障碍者相信，依据内部生物钟理论，某一时刻尤

---

[1]　死点，Toppunkt，物理学概念。在工程实践中，常常利用机构的死点来实现特定工作要求，为了使机构能顺利地通过死点而正常运转，必须采取适当的措施。

其有利于促进睡眠。"最好的睡眠是在午夜前"，这样古老的民间智慧，可能就来自这种普遍性的经验认知。事实上，从睡眠生理学角度来看，这是站不住脚的。虽然我们的行为与光暗节律相适应，但并不存在确定且普遍有效的入睡时间。

正常的睡眠者能够很好地利用最佳睡眠时间并形成自然的"睡眠－觉醒"节律，最佳睡眠时间大致在 23 点到 6 点之间。对于失眠症患者而言，这一节律难以形成。许多患者表示，晚上 9 点左右，他们就会感觉"累得要死"，但躺到床上后，又一下子变得非常精神。在这种情况下，他们感觉自己被"理想入睡时间"骗了，再次错失入睡良机，或者说这本就只是一个"虚假说法"。

到了入睡时间且感觉十分疲倦，但睡眠障碍者就是无法入睡，于是他们就会对入睡过程失去信心。为了挽救自己的睡眠，他们必须重新学会这一过程并加以练习。失眠症行为疗法意味着，您要掌控自己的睡眠，而不是被它控制！您可以通过睡眠限制，重新掌控自己的身体。

如果不是在午夜前，那么何时才是最佳的入睡时间？如果我们上床时间晚，睡眠质量真的会变差吗？是否可能就此错过"正确的入睡时间"？事实上，根本没有"理想的"上床睡觉时间。除了睡眠压力，入睡主要取决于放松程度。您越感到放松，就能越早地放松自我。自助治疗期间，当入睡时间即将来临时，正是上床睡觉的良好时机。也就是说，当：

您非常瞌睡以至于眼睛都睁不开时，

以及您足够放松时，

以及您处于可以卧床的时间范围内时。

请您遵守睡眠限制的相关规定，及时上床睡觉。若您的疲倦来得过早，如计划 23 点 30 分就寝，却在 20 点或者 21 点就感到疲倦，那么您应尝试保持清醒。请您不要过早地向睡意妥协，并请您试着消磨时间，直至您选定的入睡时间（请参阅 3.7 节）再上床睡觉。

规定要求您 23 点 30 分上床睡觉，若您在指定的就寝时间还不觉得困乏，应该晚些时候，待有了睡意后再上床睡觉。

⊙在设定的卧床时间内感到瞌睡时，您再上床睡觉！

7.5 睡眠限制的重要规定

睡眠限制听上去十分简单，实际上也确实如此。然而，作为与失眠症患者打交道多年的心理治疗师，经验表明，这些规定并非每次都很容易地付诸实践，而是始终呈现出不确定性。不过，如果最初能够感知到行为疗法取得了成效，自觉遵守规定的动力就会越来越大。

睡眠限制应遵守下列规定。

（1）请您每天早上在设定的时间起床，避免继续躺下去，因为越躺越不想起。最糟的情况是，您可能会再次入睡，从而降低当日的睡眠压力。请您设好闹钟，不要寄希望于"自觉"醒来。"自觉"醒来也许在治疗之前有可能发生，但在自助治疗期间，特别是在睡眠限制过程中，身体会产生严重困倦，由此可能导致超出预想的睡过头现象，耽误日间事务进程。

（2）卧床以外的时间，哪些事情是可以做的？在商定好的卧床时间以外，无论如何，您都不能上床睡觉或躺在床上。当然，这有可能很难实现，例如，只有一间房间可用时，床或多或少成了唯一可以休息的地方。不过，必要时您可以坐在床上，但应避免躺着。总体而言，床最好只用于睡觉，尽量避免在床上进行其他活动。这仅适用于自助治疗期间或者饱受失眠症折磨之时。

（3）卧床时间以外，不应睡觉，也不可以长时间躺着，不然会降低睡眠压力，再度恶化夜间的睡眠质量。特别是晚上，这样做会令上床睡觉前的卧床时间变得很长，这时要抵抗疲倦会变得很难。此情此景下，请您一定避免躺卧在沙发上或半躺半卧着观看无聊的电视节目。

最重要的睡眠限制规定如下。

※ 在设定的卧床时间之前，请您不要上床躺着！

※ 在设定的卧床时间之内，感到瞌睡的时候再上床睡觉。

※ 早晨，请您在设定的起床时间起床！

※ 到了起床时间，无论清醒还是困乏，都请您不要再赖在床上！

※ 在设定好的卧床时间之外，请您不要沾床！

※ 在设定好的卧床时间以外，请勿睡觉！

7.6 对日间非自主困倦的建议

失眠症行为疗法最开始可能会使睡眠暂时恶化，产生程度更深的困倦感。困倦加深，就会伴随日间嗜睡增多。经验表明，自助治疗期间，病人在无聊情境中反而很快便会入睡。

自助治疗期间若日间嗜睡增多，您不应就此屈从，这样不利于睡眠压力的系统性积累。最重要的是，在日间，我们要避免助长入睡倾向的各种情况出现。

促进非自主入睡的情况或条件有以下几种。

※ 生理休息，如坐着或躺着。

※ 缺少环境刺激，如看无聊的电视节目或听乏味的演讲。

※ 昏暗的灯光。

※ 温暖舒适的环境。

※ 饭后饱腹。

如果要防止在计划制定的卧床时间之外入睡，应避免生理休息或无聊情境，典型的例子是饭后休息。毫无疑问，酒精会强化入睡倾向，我们应避免，同时应采取措施积极改善困倦状况。

使人清醒的行为措施包括以下各项。

※ 光线，尤其是日光。

※ 社交刺激，如交谈。

※ 新鲜空气。

※ 运动，活动。

※ 打盹。

由于打盹会降低睡眠压力，治疗期间应尽力避免，"必要情况"下方可进行，但最迟在下午实施，这样才不会恶化夜间睡眠。

定义

　　打盹是短暂的自主睡眠，也是缓解严重困倦的有效途径。打盹通常不超过 20 分钟。打盹时，应舒适地坐下或躺下，最重要的是要放松颈部肌肉。

　　设置闹钟十分必要，千万不要相信不久您就会再次醒来，就让自己坐得或睡得舒服一些。

　　您要放松自我，适度困倦时，睡眠会自主发生。当您将打盹付诸实践时，就掌握了有效的唤醒剂。

7.7　睡眠限制要坚持多久

　　严格遵守睡眠限制，就意味着要真正做到每天遵守，所以，睡眠限制理所当然也适用于周末。只有持续贯彻这一限制，也就是说，当您自律地遵守卧床时间时，"睡眠－觉醒"节律才能恢复。

　　与节食类似，睡眠限制期间，我们也会"触犯禁忌"，即在床上多躺一会儿。然而，这会对治疗进程造成非常不利的影响。

您也会发现，连续几天严格贯彻睡眠限制后，可以感觉到自己的睡眠已经有了轻微改善。

如何注意到这一改善呢？许多患者发现，即使停用助眠药物，自己也能更快入睡。另外一些人则发现，他们夜间醒来的时间少了。睡眠限制并不延长睡眠时间，而是让睡眠更加连续。

> ⊙如果您严格遵守睡眠限制，几天以后，您就会发现您入睡更快，并且夜间也不再长时间醒来。

两周后，您应该能感觉到睡眠已有初步的改善。您可能已经度过了不少美好的夜晚，并在第二天感到精神焕发。您继续坚持，这些美好的夜晚就会经常出现。

图 11 展示了睡眠限制的睡眠记录示例。从图中可以看到，初期卧床时间较长，大致从 22 点持续到 8 点或 9 点，在此期间，睡眠被多个较长的清醒期分割。睡眠限制初期，尚有一些较长的清醒期。随着时间的推移，清醒期越来越少。最重要的是，可以看到开始出现快速入睡的情况。

请您每次实施自助治疗时，至少执行两周睡眠限制，这样睡眠会变得越来越连续，白天的状态也能保持得越来越好，身体也会再次意识到活动与放松之间存在差异。一旦您适应了新的卧床时间，就会发现早晨越来越有活力。请您试着在早上尽量保持积极状态。

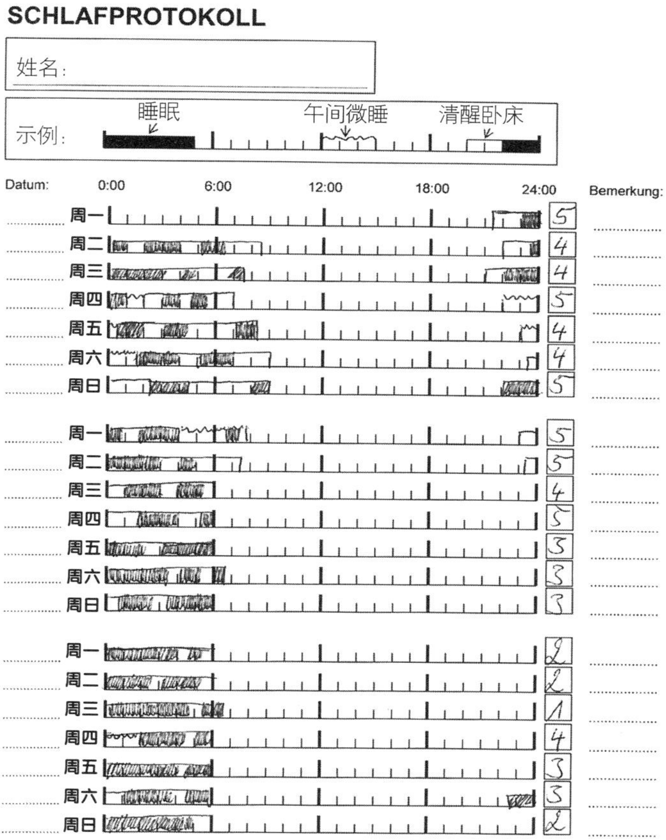

SCHLAFPROTOKOLL

图 11　睡眠限制过程中的睡眠记录

如果您夜里睡得很好，并且白天精力充沛，虽然您可以慢慢延长卧床时间，但从本质上来说，您的身体已经适应了 6 个小时的睡眠（若日间不觉得疲倦的话）。请记住，不必要的长时间卧床，长此以往会导致睡眠再度恶化，请您尽量保持不超过 6 个小时的卧床时间。

　　如果两周后您感觉到睡眠有所改善，但白天仍然觉得十分疲倦，这可能意味着您实际上需要超过 6 个小时的睡眠。那么，对您的睡眠需求而言，原有的睡眠时间太短了，您可以延长 15 分钟。这种情况下，请您提前 15 分钟上床睡觉，并保持新的卧床时间。

　　几天之后，若您还是感觉卧床时间太短，晚上睡得很好，白天仍然感到疲惫，那么您可以将卧床时间再延长 15 分钟。这样下来，您就可以逐渐摸索出一个适合您的卧床时间。

　　当然，个人卧床时间也不是一成不变的。我们的睡眠需求受不同因素的影响，如日间身心状况、健康状态、承受压力大小，是否正在度假，或者正在经历激动人心的时刻，甚至季节规律也起到一定的作用。相比夏季，人们在冬季时会睡得更久一些。

　　治疗的目的在于获得个体睡眠需求"第六感"。这种感觉可以培养，但只在我们未产生持续疲倦，夜间睡得很好且日间精力充沛时。不过，要做到这一点，首先要把卧床时间缩短到最低时限。

第 8 章
穿越睡眠之门

为什么我无法入睡？我感觉很累，天也已经很晚了，而我此刻却清醒地躺在这里无法入眠，一切都事与愿违！这一入睡障碍，是否有可能被克服？

虽然睡眠压力能使入睡更加容易，缩短卧床时间可以改善睡眠的连续性，但对于睡眠质量而言，还有一个十分重要且具有决定性的因素：放松。下文将探讨放松对改善睡眠的重要意义。

8.1 困倦与睡意

放松是治疗慢性睡眠障碍的一个基石。不能放松，我们就无法入睡，除非因为精疲力尽，被动入眠。然而，即便如此，睡眠仍需一定程度的放松。在这里，您将了解对于睡眠障碍而言，放松具有多么重要的意义，并学习实现放松的诸多方法。

⊙睡眠质量主要取决于放松的程度。

时间生物学——睡眠模式

有关入睡时间节点的问题，我们必须向时间生物学寻求解答。时间生物学致力于研究生物节律及其起源，以及其对行为的影响。

从天文学中可以观测到天体的运动节律，到我们体内激素的波动变化，几乎所有生命都受制于节律。心理现象也不例外。比如，众所周知，情绪在一日之内也有高潮和低谷。夜里3点，情绪最糟，上午最佳。

睡眠与觉醒也遵守节律。这种节律在各类生物中均可发现，如小型啮齿类动物就有所谓多相睡眠，可以在睡眠与间断清醒期之间快速转换。

人类的"睡眠－觉醒"节律终生都在变化。最初，我们表现的也是一种多相"睡眠－觉醒"模式。新生儿无法保持长时间的清醒，因为大脑正在发育，需要大量的休息时间，他们在醒来与睡觉之间持续不断地切换。年纪越大，我们保持的清醒期越长，对环境的兴趣越浓，甚至到最后可以不睡午觉。大多数成年人呈现单相睡眠模式，睡眠周期长，白天一直保持清醒。

那么，是谁或者是什么决定了我们何时入睡？

睡眠压力足够高且我们想要睡觉时，我们就会入睡。与婴儿相比，作为成年人，我们可以预备和选择入睡时刻。但理想的生物学时间并不存在，入睡时刻无法固定在特定的时间点上，也无法根据激素波动或者其他生理参数的变化来判定。

实际上，入睡往往与体温下降同时进行，但是，这并不意味着两者之间存在因果关系。入睡主要是由睡眠压力决定的行为，并非由基因或生理预设决定。人人皆能入睡，只是必须遵循其规律。

若入睡与时间生物学程序并无关联，而是取决于入睡前的清醒期，那我们就可以控制入睡，这可以通过睡眠限制来实现。但想要入睡，我们需要的不仅仅只是"压力"。

睡眠限制只是治疗的支柱之一，当我们建立起睡眠压力，入睡会变得更加轻而易举。毫无疑问，睡眠限制会增加我们的困倦感与睡眠压力，但仅凭这一点，尚不能保证我们有规律地快速入眠。慢性睡眠障碍者几乎总是"疲惫不堪或精疲力竭，却依然无法入睡"，原因何在？关键在于缺乏将困倦转化为睡意的能力。

困倦与睡意之间到底有何不同？请您暂停阅读，思考一下。作为读者或睡眠障碍者，您是否清楚二者之间的区别。

即时测试！

请您思考一下：困倦与睡意之间有何区别？

_____

_____

_____

困倦是过度疲劳的结果，语言本身已经表达了这一点。当我们疲惫时，就会感觉到体力下降，不再那么专注，无精打采，缺少动力。困倦在身体上也有迹可循，可能会眼睛灼痛，视力变差。对于儿童而言，困倦也许会表现为运动性不安加剧，变得坐立不安，动作增多，像是要摆脱他们的困倦感。婴幼儿甚至会变得脾气暴躁，哭闹喊叫，乃至运动性不安。更确切地说，困倦其实是一种消极的体验与不舒适的感受。

　　睡意则是指即将入睡前的状态，是衡量入睡渴望的标准。如果感受到睡意，就表示我们即将入眠。个体体验到的睡意，根据不同的情况，可能是积极的，如即将入睡前的半睡半醒时刻，也可能是消极的，如驾车或观看影片时睡意十足，却要极力保持清醒。

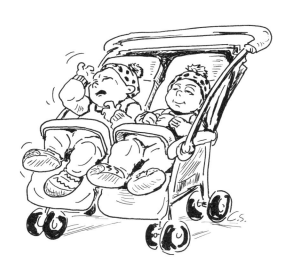

　　失眠症患者期待的正是这种睡意袭来的状态。他们想要摆脱困倦，最终入睡，这就是我们所说的"睡眠之门"。许多患者都曾有过类似表述，如"掠门而入""推门而进"或"最终关上"，即越过通往睡眠的门槛。

　　但打开睡眠之门，即轻松入睡的钥匙是什么呢？我们可以借助压力打开这扇门，并通过睡眠限制使其成为现实。不过，我们也可以帮您做好准备，轻轻一推就能打开。这一点，通过放松可以实现。

⊙放松是打开睡眠之门的钥匙。

放松可以让您轻松入眠，睡个好觉。放松还有另外一重意义，即减少过度觉醒。对于失眠症而言，尤是如此。正如4.5.2节中所述，失眠症患者一般处于长时间的紧张加剧状态，这种状态从外部不一定可见，但可以表现为内心不安。过度觉醒的基本特征之一是缺乏放松的能力，随着放松能力增强，过度觉醒便会减少。这也正是失眠症患者需要练习放松最重要的原因之一。

8.2 专注放松

有趣的是，许多慢性睡眠障碍者已经不知道何为放松。虽然他们有大概的想法，但也只是隐约猜测，其中很多人抱怨自己再也无法放松身心。

即时测试

请您暂停一下，想一想，对您而言，放松意味着什么？首先排除与放松无关的事情，这样做也许更为合理。然后，请从您个人理解的角度在此处勾选（画√）那些与放松相关的特质。

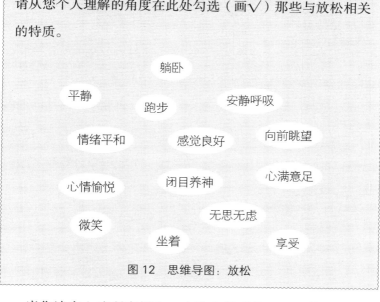

图 12　思维导图：放松

当您读完上述所有概念，也许会发现您已经平静了一些。确实，放松的关键正是平静。

⊙感到放松，就会平静下来，即内心平静。

想象一下，您沿街步行，拐过一个弯儿，然后在公交车站停下来。现在，请您基于两种状况想象此事。第一种状况：您要接公交车上的爱人；第二种状况：您要乘坐公交车前往火车站。

若公交车晚到 5 分钟，这种情况最近来看十分正常，如果您赶火车的话，就会因此迟到。两种情况下，因为公交车都会在恒定的时刻到达，即便您匆忙赶到公交车站也毫无意义。然而，如果您属于第二种状况，您可能会感觉更加紧张。

放松与身体状况并无太大关联，只与平静有关。内心平静是一种状态，主要通过放松达到平静。平静的对立面并非运动，而是不安。不安，正是许多失眠症患者不断感受到的状态。

综上所述，人们可以在内心平静时活动身体，也可以在内心不安时平静地对待外界。这意味着您不必为了进入放松状态而保持身体静止不动，其实您可以内心平静地进行各种活动，如跑步、绘画或阅读。

但是，怎么才能知道自己是否达到内心平静了呢？您可以从自己的平静状态与满意程度判断自己是否达到内心平静，而且您会发现，自己确实能够真正平静地投入到一件事情当中。

回想一下，您上一次感受到这种平静状态是什么时候。

即时测试

请您自主记录三种亲身经历的感到平静与满意的情境。

1. _____

2. _____

3. _____

　　内心平静意味着保持平衡，在这种情况下，我们既无所匮乏，无所渴求，又不觉无聊，因此我们能够平静下来。这种平静主要是一种感觉，可以以想法为依托。当您感到非常舒适时，您可能会产生这种感觉，您会认为，"现在我什么也不缺了，一直保持这样该多好啊！"这一时刻或瞬间，作为一种状态，正是所谓放松练习的目标所在。

　　这是现实的吗？每日忙碌之中，能否提出放松自我的要求？放松之后，我们还能正常工作和生活吗？仅仅通过与其他人打交道，就不再爆发冲突了吗？当我们放松时，还能保持工作成效吗？其实，答案是我们越放松，工作效率越高；我们越放松，矛盾冲突越少；我们越放松，应对日常生活越游刃有余。最重要的是，我们可以因此睡得更好。放松不仅仅是身体上的，您在思考时也会感觉得到。

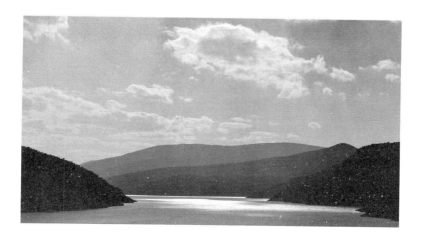

那么我怎么知道自己放松了呢？

（1）您没有精神负担，思绪发生转向。想象一下，您坐在一列火车上，正看着窗外，一开始您还在考虑某些事情，很可能某一时刻您突然开小差，神游天际。之后，您不再进行目标明确的思考，而是开始联想。当火车到站时，您会对时间流逝之快惊异不已。或者，您意识到您可以很好地保持专注，也可以安静地阅读或工作，不会因为其他干扰性想法一再分散自己的注意力。

（2）您感觉很舒适。这个概念听起来有些过时，几乎已被现代概念"放松一下"代替。舒适感可以切身体会到，也可以通过其他手段获得。但舒适感因人而异，有些人认为卧躺放松很舒适，有些人则选择跑步放松自我。虽然方法各不相同，但每个人都能产生舒适感。

（3）您发现自己处于平静之中。这可以从身体觉察出来，如通过放松肌肉或通过呼吸感觉到这一点。不安的迹象则表现为出汗增多，肌肉紧张，呼吸与脉搏加速。

（4）您意识到自己可以精神专注地投入到一件事情当中，不会被其他思维一再地分散注意力。这件事能够吸引您，使您忘却时间。您完全沉浸其中的这件事可能是一份闲适的园艺工作，或是一本引人入胜的图书，也可能是其他令人愉悦的活动。

日间放松的次数越多，夜间就越容易入睡。夜晚是白日之镜，放松则是打开"睡眠之门"的秘钥。

8.3　放松之法

　　我们如何才能放松？当然，放松没有万能秘钥，不过有一些规则值得留意。

　　敢于放松。第一条规则就是允许自己放松！如上所述，很多失眠症患者认为，他们再也不能放松，再也无法平静。部分患者经过各种徒劳无功的尝试之后，甚至开始自暴自弃。然而，阐释睡眠道理时说过的那句话，放到此处同样适用，即"人人皆可放松"。

> **即时测试**
>
> 　　尝试一下这个小练习：把书暂时放置一旁，闭上双眼，专注呼吸几分钟，试着平静而缓慢地吸气和呼气。
>
> 　　这项简单练习应该呈现的效果是，您感觉比练习之前更平静和放松。
>
> 　　您真的敢于放松吗？还是认为这只是在浪费时间？亲爱的读者，请您给自己和身体一个机会。

　　放心追求放松。第二条规则是追求放松。不要认定所有方法都"无济于事"，要给其他方法一些机会。失眠症治疗一再显示，患者们总是惊异于自己能在特定的新方法中达到放松，他们原以为这些方法根本"无济于事"。

尝试不同的方法后，大家可以确定这些尝试能够为自己取得极大的成功。对放松能力与放松方法的偏见越少，您就越容易接受新事物，越早体验到惊喜。

举例

T先生尝试过各种各样的放松方法，但根本无法达到放松的目的。最后，他带着怀疑的态度试了一下气功，让他大吃一惊，他惊异于这种专注与平静运动相结合的方式为自己带来的助益。

尝试一些事物，同时观察它们对您的思想放松与身体舒适感的有效程度。其实，几乎所有活动都可以让人放松。有些人在烹饪时感到放松，有些人在跑步时感到放松，有些人则在阅读中感到放松。有些时候，仅仅眺望窗外便会感到放松。或许，你还可以做个舒适的按摩，或听一个有指导的放松训练（指南）。

定期练习放松。第三条重要规则是练习。若您发现了一种或多种放松的方法，就应该使其成为自己日常生活的一部分，并花点儿时间去练习，只有在出现紧急情况时才考虑取消练习。要像对待饮食或个人卫生那样去对待放松，不是"偶尔为之"，而是天天如此。放松练习并不一定要花很长时间，但一定要定期练习。

举例

K 女士以前早上总是长时间赖在床上。她睡眠不好，经常感到精疲力竭。起床后，时间显得很紧张，需要匆忙赶去上班。

如今，她每天早早就起床，除了可以享受早晨的时光，还能悠然自得地享用早餐，阅读喜欢的报刊杂志。她早晨感到更为放松，因为她在有意识地放松自我。

一个常被提到的问题是，即将入睡前，我应不应该在床上进行放松练习？答案很简单，即"不"。夜间，我们只能让身体进入此前已经认知的放松中。也就是说，我们想要放松自我时，身体必须知道自己要做什么。

练习是与学习联系在一起的，而学习需要身心付出努力，即使有时通往放松之路看起来十分容易。学习放松，应在白天进行，原则上不应在床上进行任何改善睡眠的"练习"。

您卧床时应该已经能够放松自我。如果您太过紧张，最好尝试离开床，在床以外的地方重新进行放松。

即时测试

呼吸练习

请您抽出大概 15 分钟时间，确保在此期间不受任何干扰（可以设个闹钟）。

请您舒服地坐下，闭上双眼，尝试平静地呼吸，同时请关注您的呼吸，注意胸部如何起伏，并在呼气时感受腹部的收缩。

如果不由自主地产生各种想法，就尝试站起来，再度专注于您的呼吸。"现在，呼吸更为重要"，这句话也许可以助您一臂之力。

练习尾声，您可以进行身体放松训练，如绕肩。

8.4　白天开始放松

如果我们想要改善夜间睡眠，首先必须改变我们的日间行为。乍听起来，这句话让人有些讶异，毕竟从时间上来看，夜间睡眠与白天行为相去甚远。

事实上，夜里躺下的时候，我们可能会回忆日间经历的一些事。换言之，夜晚乃白日之镜。当我们白天聚精会神高效地完成所有事情时，当我们兼顾的事务越来越多，当我们不断害怕失去统筹全局的能力，只能根据事情的轻重缓急而非兴趣与心情来完成工作任务时，我们就会处于紧张之中。

时限压力，时间压力，成效压力，多种压力集于一身，这种压力就会传导到身体上，我们称之为紧张或焦虑。如果我们日间感到紧张，夜间就难以"打开"睡眠之门。如果我们日间动怒且无法平静，夜间就很难快速放松自我，因为身体只会反应脑海里已经认知的事物。

如果日间非常忙碌，夜间身体就无法自然而然地沉入平静。因此，从每天早上清醒开始，您就该为夜间睡眠做准备了。

⊙如果想要改善夜间睡眠，就必须改变我们的日间行为。

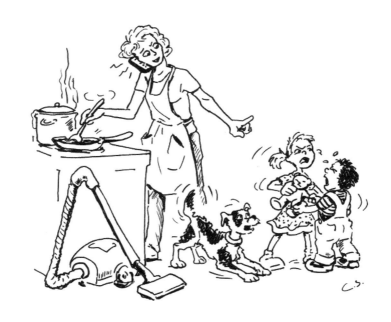

　　图 14 中的示例性曲线，展示了一天中的活动与休息时段。此处所说的活动指的不是身体活动，而是心理活动，我们也可称之为压力曲线。如果整日坐在电脑前努力工作，即使身体处于平静之中，还是会被记录为高强度活动。与之相反，如果放松地慢跑并乐在其中，则会被记作休息。

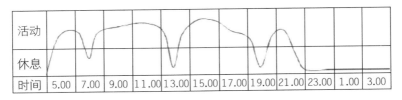

图 14　休息 – 活动示例性曲线

　　从压力曲线可以看出，记录者起床后比较迅速地活动起来。短暂休息，吃了早餐后，活动状态一直持续到中午。中午时，记录了一次短暂休息。下一次休息则出现在晚上，可能又逢饭点。活动接着持续到晚上 22 点，记录者随后逐渐进入平静状态。23 点时，记录者上床睡觉，并于凌晨 5 点起床。压力曲线清楚地表明，记录人日间几乎没有休息，一整天都处在高强度的压力之下。如果其他时间如周末还不休息的话，可能会对睡眠造成负面影响。

　　生出如此多活动与紧张感的一个重要温床，便是在 4.5.2 节中提及的完美主义、责任感与和睦需求等性格特质。

　　请您思考一下，您的活动有多少是出于取悦"他人"的愿望、害怕犯错的恐惧以及针对一切事务的责任感。要允许自己少做一些事，多想想自己。

8.5　活动的意义

　　一方面，我们需要平静才能入睡；另一方面，我们需要活动才能感受到平静。过多的平静与放松，也可能导致睡眠障碍，孤独寂寞或缺乏运动可能就属于此类情况。不过，对于优质且持续的睡眠而言，社会交际、对话以及活动，与放松同样重要。

　　恰恰是失眠症患者，更倾向于"珍重身体"。尤其在晚上，为了不损害睡眠，他们宁愿避免新的压力。很多人会拒绝晚上的邀约，因为他们感到虚弱疲累，也因为他们更喜欢逃避退缩。

　　如果缺乏活动与社会提供的机会太少有关，那么，缺乏活动的重要性就会突显出来。若身边无人可以交流，肯定会经常打开电视机，这样，至少会产生身体惰性。理想的情况是积极活动身体，尤其在早上，而且尽量在户外。

即时测试

起床后，请您试着尽快出门。运动是最理想的活动，但也推荐您去散步。通过呼吸新鲜空气，您相当于为身体设置了一个计时信号器，"我现在清醒了，我活跃起来了"。更重要的是，您还可以拥抱阳光。

我们需要不断地休息，无法在所有时间段都保持相同的专注力。若我们对这一周期节律视而不见，总是试图保持同一程度的专注力，则会牺牲我们的放松能力，进而导致长期疲倦。因此，我们应确保活动与休息之间交替转换。

我们应该接受挑战，但不要过分苛求。我们应该休息，并懂得利用放松。只有身体在日间认识到活动与休息的区别，才能学会在夜间打开睡眠之门。

即时测试

您的日常生活是怎样的，您会给自己充足的休息时间吗？如果您愿意的话，可以为自己画一条休息–活动曲线图。

选择一个正常工作日开始绘制图表，然后画出自己期望中的休息–活动曲线图。绘制过程中，您注意到其中的区别了吗？您是否存在休息不足或现有活动过少的问题？

一个人每天需要多少休息和活动，并无标准或公认的"生物学"标准。因此，也存在个性化的休息－活动曲线。不过，最重要的是，休息与活动之间要进行有规律的交替转换，压力过大与惰性过高，都会损害睡眠质量。

8.6　休息是我们的加油站

休息意味着什么？我们一定要花时间来做放松练习吗？我能将这些练习融入日常生活吗？

> **定义**
>
> 除了昼夜节律（以一天为周期的对应变动），时间生物学还描述了超昼夜节律。这种节律周期短于 24 小时，甚至有可能短于 12 小时。例如，新生儿的睡眠便有多个周期。我们的注意力与专注度，也受超昼夜节律波动的影响。

如上所述，我们不仅受昼夜节律，而且受超昼夜节律的影响。我们并非是一张一直以同一速度和容量运转的硬盘，因此，我们的能力，如专注度、注意力与清醒度，只能维持一段时间，随后便会消耗殆尽，必须再次加油充电。这种对休息的需求，可以忽略，也可以屈从于它。不过，越是合理地学会休息并利用好休息，您就越能高效地继续工作。

我们可以用长、短来区分休息，这一概念大部分人应该从小学开始就已司空见惯。长时休息通常发生在早晨、中午和傍晚，主要用来进食。根据地方文化的不同，进食可能存在丰盛与简单的差异。

长久以来的发展趋势，是把进食融进我们的日常事务，这样做会破坏有意识的自主休息。我们行走或工作时边吃边喝，我们一边看着屏幕，一边摄入食物。这种做法主要是为了节省时间，吃饭可以顺带完成，不必再为之烦冗地坐下。如此一来，最终导致我们不再花时间吃饭，而是把这部分时间投入其他日常事务或者工作职责里。平日里，我们再也无法放缓脚步。

除了长时间休息，还有短暂休息。请您尝试自主增加一些短暂休息，您或许可以设置一些提醒功能。如果您因工作原因需要休息，应该尽量利用好这段时间，不要在休息期间做其他事。

也许您完全不知道如何规划自己的休息，不过，您至少应该做些愉快的事情来填满这段时间。休息时间不必长，5分钟或10分钟即可。我们一整天都需要这种短暂休息，用于降低紧张的练习，即放松练习。

8.7 何时练习放松，多久一次

如何进行放松练习？放松练习如此费时耗力，我能否将其融入日常生活？我总不能一直从工作中抽离吧？

放松练习不应像其他任务一样成为一种义务，相关练习应该构成您自然而然的休息。在放松练习中，您应该学着"沉下气来""平复心神"和"休息自我"。如上文所言，练习持续的时间不必长。每次花半小时其实并无必要，有时几分钟时间便已足够放松身心。这里的放松指的是减少紧张。

> **举例**
>
> 作为睡眠咨询的一部分，F 先生参加了失眠症治疗，但他不知道如何将放松练习融入日常生活中。
>
> 他是一名教师，因为要上培训课，所以他实际上一直片刻不停地忙碌着。当然，他肯定不能直接在学生面前就做放松练习。不过，他还是可以在日常生活中规划出一些时间，在此期间实现放松的目的。
>
> 一日之计在于晨。也正是在早晨，他意识到早一点起床，时间会更加宽裕，能够安静地享用咖啡和早餐。随后，他学

会了上班途中在地铁里放松，并最终为自己找到了一些真正休息的方法。他也学会了有针对性地关注自己的呼吸或回忆美好的往事。

他练习的次数越多，进入放松状态的速度越快。最后，他甚至发现自己可以利用学生安静学习的时段来放松自我。

为了轻松实施放松练习，可以运用以下方法。

※ 请您一开始先做短时放松练习，如呼吸练习。

※ 请您试着尽可能多地将放松练习融入日常生活。

※ 行为疗法之初，请您先在每天早晨、中午和傍晚进行练习。

※ 之后，您或许可以在上午和下午抽出时间来做练习。

※ 在每天长时间做事时（至少一小时），尝试在此期间放松自己的思想和身心。

※ 请您给自己一些时间，您的身体需要慢慢适应放松。

※ 请您关注活动与休息之间的平衡，尝试有意识地感知两者之间的差异。

如果您已经学会了持续不断地放松身心，便可以尝试将日常活动与放松结合起来。从洗手开始，尝试以放松的方式进行更多其他日常活动。

第 9 章
助眠行为

　　本章主要介绍睡眠卫生措施。哪些睡眠卫生措施是富有意义的，哪些是可以忽略的，哪些甚至会损害睡眠？如下建议视同医嘱，多年来，其有效性已在失眠症患者的治疗实践中得以证实。

9.1　睡眠卫生课题

总的来说，睡眠障碍是医学中常见的疾病之一。研究表明，约有 30% 的人患有睡眠障碍。睡眠障碍者数量如此之大，针对健康睡眠的各种指南随处可见，这种现象也就不足为奇了。杂志和网络上都会登载健康睡眠的知识和方法，而且几乎所有健康睡眠指南都会提供睡眠卫生方面的建议。不过，"睡眠卫生"究竟意味着什么？谁创造了这个概念？这一概念是否有科学依据？很多关注健康睡眠的人对此并不了解。

概念阐释。20 世纪 70 年代，一位知名的睡眠研究人员首次使用睡眠卫生这个概念，此后一直沿用至今。通常而言，使用睡眠卫生这个概念，基本上都是在未经确切验证的情况下，建议采取这些与睡眠有关的卫生措施。在这种情况下，我们不禁要问，睡眠卫生措施的依据是什么？它们对促进睡眠有何影响？

实质上，睡眠卫生措施属于改善睡眠质量的范畴，其本身无法单独治愈失眠，可以将这个概念与牙齿卫生进行比较。牙齿卫生涉及的是保护牙齿的建议，比如定期刷牙，避免过多食用巧克力等，都属于牙齿卫生的范畴，但这些建议本身并无治愈牙病的功能。遗憾的是，即使是遵从上述建议的人，也可能会长蛀牙，这与睡眠卫生的建议类似。

大部分失眠症患者严格遵守普遍认可的睡眠卫生措施，但他们的睡眠质量比那些对睡眠卫生毫无概念，更别提会去遵守的人还要差。比如，有些人晚上饱餐一顿后，再饮上一杯浓咖啡，却依然能够睡得很好。在这种情况下，我们应该如何评价睡眠卫生的作用和意义？

如第 6 章所说，失眠症患者总是担心无法入睡，导致失眠症状持续。从病理学上来看，对失眠症治疗方法的认知，可以减少对无法入睡的忧虑和恐惧。患者对如何有效和持续地改善睡眠了解得越多，对睡眠能力的担忧就越少。改善睡眠的主要因素是睡前清醒期的睡眠压力（参见卧床时间限制）和身体放松能力。所有其他建议，如晚上进餐时间和餐点种类、饮用咖啡、体育运动等，均未证实会对失眠症患者的睡眠产生影响。相反，睡眠卫生中的很多建议会降低失眠症患者的生活质量，患者也会因为生活中受到越来越多的禁令和戒律限制感到不安。其实，没有任何建议比轻松平和地度过一天更有益于睡眠。

那么现在问题来了：今后还有没有必要向睡眠障碍者继续提供睡眠卫生建议？回答是肯定的，我们可以给出建议，但应该仅仅只是建议，不要当作医学禁令或限制。

9.2　您遵守了哪些睡眠卫生规则

　　您上一次在杂志上读到"所有这些都会损害睡眠"之类的文章是什么时候？您在其中有何新发现？您在网上搜索了哪些与健康睡眠有关的资料？您是否对这些建议进行了尝试，这些尝试对您有帮助吗？哪些睡眠卫生措施让您觉得很奇怪？有没有一些建议改变了您的日常生活或者降低了您的生活质量？

　　下面列举了一些众所周知的睡眠卫生规则，请您勾选您认为合理的规则。

即时测试

睡眠卫生规则

您如何评价合理还是不合理？请您逐行勾选。

失眠症（慢性睡眠障碍）行为措施	合理	不合理
我每天晚上必须在同一时间睡觉		
我不能太晚吃饭		
我绝对不能饮酒		
我必须戒掉咖啡		
我应在早晨充分享受阳光		

我应在午夜前上床睡觉		
我需要安静的睡眠环境		
我的卧床时间不应超过 6 或 7 个小时		
我的卧室内不可以放电视机		
夜间，我不能在上床睡觉前睡着（如在沙发上）		
我在卧室内应该尽量少用电器		
夜间自主醒来时，我不应看表		
我的入睡仪式对快速入睡至关重要		
我不应在日间睡觉		
我应在日间进行充足的休息与放松		
我应该不断地了解睡眠和睡眠障碍相关信息		
我应在晚上保重身体，只做些平和的事情		
因为屏幕有蓝光，我在入睡前不能使用手机或者电脑		
晚间，我不应再做任何运动		

现在，您可以将您的答案与附录 C 中的答案进行对比，可能就会发现您在某些规则的选择中押错了宝。本章将在随后的内容里进一步探讨上述规则中的部分内容。

饮食。我们所有人都熟悉这样的经历：饱餐一顿之后，会感到很困倦。对部分人而言，这种情况表现得十分明显，乃至会因此睡着。餐后困倦这样的情形，对离退休人员来说可以是日常的午休，也可能是傍晚时分沙发上的小憩。餐后的困倦其实可以加以利用，比如晚一点吃晚饭，然后不再做任何激烈的运动，让睡前的晚间时光直接结束。

目前尚无证据表明晚一点吃晚饭会损害睡眠，也无证据显示，食用特定的食物会对睡眠产生负面影响。如果您在消化方面没有根本性的问题，晚上吃什么都可以，并不会影响您的睡眠。再强调一次：没有任何食物被证实会损害睡眠。

酒精。酒精是传统的镇静剂，饮用之后，通常会感到更加放松，更为平静。在很多国家，饮酒都是饮食文化的一部分。人体可以接受的数量内，饮酒对睡眠无害，但对部分人而言，可能会由此产生唤醒和刺激作用。

患有睡眠障碍时，应避免过量饮酒，因为这样会导致所谓的早醒。大量饮酒后，由于身体需要分解的酒精量特别大，常会出现觉醒反应，随之而来的便是入睡障碍。

卧床时间。何时上床睡觉最好，应该何时起床？这是睡眠障碍者在咨询时首先会提出的问题。只要有时间和空暇，睡眠健康者就会长时间躺在床上。对于睡眠障碍者来说，清醒地躺在床上往往极不舒服，甚至是备受折磨。另外，卧床时间过长会导致夜间出现非自主的清醒期。

如果患有失眠症，卧床时间的问题其实就是与治疗有关的问题。事实上，我们的卧床时间应该与睡眠需求相适应。总在同一时间上床睡觉的观念，源于可以设定入睡时间的想法，但这种想法大多是不现实的。没有人每日、每晚都经历相同的事情，因此，也就没有人总在同一时间感到困倦。由此可见，始终在同一时间上床睡觉的建议，缺乏改善睡眠的实证依据。

理想情况下，我们可以培养出自己可以睡多久的第六感，并根据睡眠时间来调整我们的卧床时间。但无论如何，睡眠障碍者都应避免在床上度过过长的清醒期。

睡眠环境。我们生活在这样一个时代，在这个时代，我们拥有自己的卧室、个人的床、不受干扰的宁静夜晚以及促进睡眠的室内设置，这已经成为常规而非例外。但在过去，这并非是理所当然之事。尽管如此，很多人尤其是睡眠障碍者还是十分关注最佳的睡眠环境。

为了提高睡眠质量，人们会调暗房间的光线，可能还会移走电子设备，确保睡眠时房间真正能够安静下来。很多失眠症患者都避免在不佳的睡眠环境中休息，因为他们坚信自己会难以入眠。此外，伴侣的呼吸声甚至是伴侣的存在，都被臆断成干扰睡眠的因素。

事实上，我们可以在所有可能的情况下睡眠。另外，与大家的观念相反的是，我们越想创造完美的睡眠环境，我们的睡眠就会越差。如果我们患上慢性睡眠障碍，起因极少源自外部环境。一般来说，即便房间没有完全变暗，即便周遭环境中仍有电子设备，即便存在着一定程度的噪声，睡眠仍然是可以实现的。

周遭环境诸多因素会干扰睡眠，其实这只是一个与睡眠环境有关的态度问题，而这一态度决定我们在不同的条件下能否安然入睡。

> **举例**
>
> W 先生搬了家，现在住在一家面包店对面。最初的几个月，他并未注意到面包店来往车辆发出的噪声。不知何时起，他开始感到烦躁，因为他认为面包店的车辆噪声是他无法入睡的原因。到了最后，他会提前有意识地安静倾听，看看面包店第一批送货车何时会抵达。

运动。众所周知，运动有益健康。那么，运动对睡眠有何影响，运动会损害睡眠吗？回答显然是否定的。运动具有激发活力的作用，我们的血液循环会因为运动更加畅通，人也会更为清醒，甚至感到更加舒适健康。

这里所说的运动，是指业余时间进行的日常体育活动。跑步、骑车、远足、球类运动等，即便在晚上进行，也不会损害睡眠。对很多人而言，除了晚上，根本没有其他时间可以做运动，而且大部分体育赛事往往也都在晚上举办。尽管运动具有激发活力的功能，但运动之后，我们仍然可以接着休息和睡眠。

9.3 入睡仪式，效果好还是差

几乎每个人都能记起童年的入睡仪式，给泰迪熊一个吻，听一个睡前故事，或者检查床底，看看是否藏有小精灵。入睡仪式常在不知不觉中完成，这种仪式可以为进入睡眠做好准备。

入睡仪式一般从夜间的盥洗室开始，并在关灯上床时结束。当入睡仪式启动后，我们便清楚自己与睡眠之间已毫无阻碍，没有任何义务和负担，不会再激动和亢奋，睡眠似乎已经拉开序幕。

从理论上来说，人们会将入睡仪式理解为所谓的暗示刺激。我们在生活中经常学习刺激组合，刺激组合可以同时提供两个刺激，也可以从时间上错开刺激。当我们听到火车的轰鸣声时，我们就知道有火车开过来了，便会在铁路交叉道口停下或避开来车方向，这是自然而然发生的事，无须额外训练。

入睡仪式也有类似功能。我们的身体知道，睡眠会在此类仪式之后发生。对孩童而言，睡眠仪式尤其具有重要意义。通过这些仪式，如通过朗读故事，他们很快会平静下来，放松身心直至睡着。

青年时期的某个时刻，这些仪式可能会被放弃或被其他仪式取代。问题是，作为成年人，我们也需要入睡仪式吗？

举例

L女士患有严重的入睡障碍。当她了解到入睡仪式对她的睡眠或许有帮助后，现在每天晚上她都会在睡觉时听一本有声读物，这样可以使她平静下来，但她并未因此入睡得更快。不过，她也害怕中断这一做法，因为她怕中断之后更难入眠。

入睡仪式可以采用不同的形式。一些睡眠障碍者表示，自己睡前会喝一杯牛奶，阅读一些文章，听听有声读物或者做放松训练。

入睡仪式对慢性睡眠障碍者是不是有效呢？如上述案例所述，许多失眠症患者定期执行入睡仪式，睡眠却未获改善。为什么会出现这样的情况呢，造成这种情况的主要原因之一，可能是入睡仪式对诱导睡眠效果甚微，甚至反而强化了难以入睡的担忧。

由于对睡眠抱有"难以独立完成"的忧虑，用入睡仪式促进睡眠的想法成了近乎天方夜谭式的祈愿。因此，若您罹患失眠症，就应避免采用特殊的入睡仪式。您应尝试在睡前半小时左右开始平复身心，然后选择适当的时间上床睡觉，无须采取任何入睡仪式，就这样做即可。

⊙对失眠症患者而言，入睡仪式更易引发睡眠障碍。

9.4　夜间看表

夜间自主醒来时您会看表吗？看表对您的睡眠有何影响？您在之后会更快入睡，还是清醒得更持久？

举例

夜间醒来时，G 女士总是立刻看表。即便睡眠治疗师告诉她这样做不好，只会让她的睡眠更糟，她还是忍不住这样做，就像成瘾一样。

很多慢性睡眠障碍者夜间醒来时经常看表，一方面，他们想要了解自己睡了多久；另一方面，他们想知道自己还能睡多长时间。然而，绝大多数情况下，这种在深夜看表和计算睡眠时间的行为，都会导致夜间睡眠恶化，这种做法往往使人更难再度入眠。

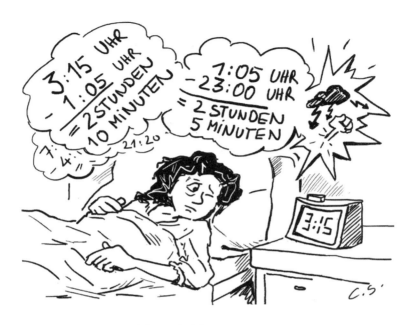

为什么呢？原因有以下两点。

第一，夜间看表时，我们必须激活大脑，读取并理解钟点时间。随后我们会开始计算，并得出结论，所有这些都是所谓的认知成果，思维活动让我们更加清醒而非困倦。因此，假如我们夜间不能克制看表的欲望，只会使自己更加清醒。

第二，我们试图控制自己的睡眠时长。"我是否已经睡得足够多了？""我还有充足的睡眠时间吗？"这种看表和提出问题的行为，对应的是一种"坚持"，一种执拗。与之相对的是不看表，便意味着释放和放下，但很多失眠症患者都觉得想要做到这一点十分困难。

夜间醒来的时刻其实本不重要，若您醒了，您便会醒着；若您能够再度入睡，那便会睡着。但是，如果您看了表，很快再度入睡的可能性便会锐减。

> ⊙让钟点仅成为"钟点"。您越少看表，放下的机会就越大。放下的机会越大，睡眠质量就会越好。

9.5　醒来后，躺着还是起床

"夜间自主醒来后，应该继续躺着还是起床？如果起床的话，应该在醒后多久？"这也是一个常被睡眠障碍者提及的问题，提出该问题往往伴随着不想在夜间"做错"任何事的不安。那么，到底是躺在床上还是起床？

答案是：起床！为了激励自己在夜间起床，您应该首先了解这一建议的理论基础，这样一来，实施起来会更加容易。该答案背后涉及的是所谓"刺激控制"理论，也就是对决定我们行为的刺激进行控制。

有一个来自其他领域的例证：抽烟。特定的环境因素会促使吸烟者伸手抽烟，其中可能包括与其他抽烟者的社交聚会或饮用咖啡，其他环境因素与香烟无关，即使对于吸烟者而言亦是如此。试问，哪个烟民会自发地想要在图书馆点上一支烟呢？

行为疗法及其依据的学习理论，以刺激情境（如和吸烟者一起喝咖啡）与相关反应（如抽烟需求）之间的联系为出发点。如果想要减少抽烟，就得避免"诱惑人"的刺激情境出现，因此，人们才会试图控制这些"危险"的刺激。

现在回到睡眠本身。睡眠最重要的前提是放松，放松最重要的前提是舒适感，因此，您应该将自己休息的地方设计成一个自我感觉舒适的处所。就学习理论而言，这意味着您在这个地方要尽可能地少激发不愉快的感受。简单想一想，您在床上体验过以下哪些感受？

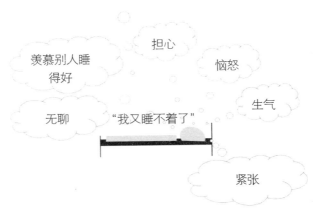

图 15　躺在床上的消极感受

即时测试

　　请您现在想一想，您在床上多久会体验一次这样的负面感受，每周不止一次吗？

_____

　　您在一个地方的负面体验越频繁，就越难在那儿放松身心。您在床上感觉不适的次数越多，对床的负面联想就越多，您的放松能力也就越差。这就是失眠症患者躺到床上时会突然"觉醒"的原因，即便他们之前已经感到困倦和睡意。

举例

　　P女士很累，靠在沙发上几乎要睡着了。多年以来，她夜间一直睡眠不佳。

　　只要把头一放到枕头上，她就会再次醒来。对于这种现象她无从解释，并因此感到烦恼。

　　基于此，这里建议大家：不要留下与床相关的负面体验。当您夜间觉醒，并开始懊恼生气或不舒服地冥想时，您就应该立即起床。

　　下面是对夜间觉醒后的行为建议。

失眠症（慢性睡眠障碍）自主觉醒后的行为建议

※ 安静卧躺，并试着放松身心。

※ 回想愉快的事情。

※ 尽量享受床上的温暖和安全。

※ 不要看表。

※ 出现负面想法时，试着将思绪转移开。

※ 若您感到懊恼，那就干脆起床。

※ 试着做一些不会让自己更清醒的事情。

※ 不要慰劳自己（如甜点或激动人心的电子游戏与电影）。

※ 当您离床后感觉极度想入睡时，再重新上床睡觉。

夜间觉醒后，但您依然感觉十分困倦，精疲力竭，这时要起身离床的话，需要很强的纪律性，这是 6.2 节中所述的内容。这种纪律性，最终会以更好的睡眠作为回报。您在床上越少体验愤怒，就会越早放松，睡眠质量也会越好。

9.6　规划乃生活之一半

我如何放空大脑？怎样才能做到释放自我？如果头脑里充斥着各式各样的想法、计划或忧虑，那么花一点时间整理一下思绪，对于促进睡眠别具意义。

即时测试

请您停下来，抽出时间思考一下刚刚划过脑海的想法。刚才思考的是尚未处理的事务，还是忧心忡忡的情绪？是关乎约定期限的忧虑吗？您正承受着冲突和矛盾的侵扰吗？

很多我们经常在脑海中储存的内容，现在不必存入短时记忆，对它们来说，"外部存储器"已经足够。规划整理会让全局可见，全局概览又会使计划成为可能，计划则可以让我们放空头脑。

当然，计划也有可能落空。不过，总体而言，通观全局会使日常生活变得更加轻松。下面将通过案例，说明如何能让您的日常生活更加条理清晰。有关日常生活规划的话题，此处只会简要述及。对于"日常生活简化"的相关题目，则有大量专业文献可以借鉴。

学习区分重要与非重要事务。您有良好的时间规划吗？您如何规划自己的日常事务？很多人把该做的所有事情一股脑地记下来，因此总要面对一长串尚未处理的事务。这张待办清单中的项目永远不会变少，反而还会带来压力，您应该尝试尽量缩短这类清单。

即时测试

请您想一想本周有什么重要的事情需要处理，并记在您的日历本上，但不要超过三件事。

_____

_____

制订此类计划时，应注意：只记录重要事务！也就是说，您不想再拖延或者无法再拖的事。该训练的意义在于，可以学会区分重要和非重要的事务，从而为自己创造更多的闲暇时间。这些时间可以用于发展自己的兴趣爱好，用于身心放松，以及留给睡眠。

规划对于自助治疗至关重要。4.6 节曾探讨过失眠症患者的个性特征，其中很明显的一点是，有完美主义倾向的人比得过且过的人更容易罹患慢性睡眠障碍。另一个性格特征是倾向于掌控一切，不给任何偶然事件可乘之机。正因如此，简化日常生活并为其减负就显得尤为重要！若您能从这些性格特征中认知自我，那么将有助于您简化自己的日常计划，并为自发偶发的决定创造空间。

在"计划外的时间"里，您可以深呼吸，可以学会顺其自然并沉浸其中。请您尝试尽可能减少待办事项，并相信自己已经处理好了其他事项。您要相信自己的自主性和创造性。如果您今天还有未完之事，那就明天再做。

您清单上的待办事项越少，您越相信自己能够规划好日常生活，您的头脑就越轻松自由，您也就有了越来越多的时间去做令自己愉悦的事。

第 10 章

我何时克服了失眠症

最后一章主要是给出失眠症复发或治疗未起效时的一些建议。此外，还会讨论失眠症的特殊形式。

10.1　应对"复发"

如果通过自助治疗睡眠得到了改善，人们很自然地会希望一直保持这样的良好状态。每个人都期望睡眠障碍能够"永远"治愈，不再经历那些难熬的夜晚，也不用再害怕无法入睡。

很可惜，这种想法并不现实！睡眠取决于众多因素，心理便是其中最重要的因素之一。就像每天都会心情愉悦、身心放松是不现实的一样，睡眠也不可能每天晚上都顺利。有可能某天又会出现毫无睡意的夜晚，在这样的夜晚，您会感到讶异，为什么自己如此困倦却无法入睡；也有可能您会早醒，自己也难以解释为何又无法入眠。

> ⊙难熬的夜晚并非失眠症复发！

睡眠是身体的一种行为，这种行为只受间接影响。不过，压力或放松却会对我们的睡眠带来直接影响。压力会使睡眠恶化，而放松则能改善睡眠。有时我们觉得自己其实很安静，但大脑里的任何小小压力源都会导致难以入睡，这或多或少都是正常的。

其实，在这本书里，您已经得到了持续改善睡眠的方法。如果您再次遭遇难熬的夜晚，应该首先将其视为一种正常的身体波动。身体会自己找回睡眠！因此，出现两三个乃至多个难熬的夜晚时，千万不要沮丧。最重要的是，应该尽量不要吃安眠药。一般而言，经过三四个难熬的夜晚后，身体便会重新找回睡眠。如果您此时服用药物，就会错过上述难熬夜晚的补偿性效用。之后，您可能会把恢复性睡眠归功于安眠药，而非身体找回了自己的睡眠能力。

如果您真的必须服用安眠药，也不要把这看作"失败"。不过，若您发现一切又都绕不开睡眠，或者您出于害怕睡眠不佳而受制于睡眠，就要重新开始实施卧床时间限制。请您试着重启卧床时间限制措施，确保按时起床，且卧床时间不要超过 6 个小时。

10.2　未获成功的可能原因

是否借助失眠行为疗法也无法改善睡眠？如果有，原因何在？

通过行为疗法，若您感觉睡眠根本未得到改善，与其相关的原因其实可能有很多种。许多患者认为自己正确采取了相关行动，但实际上他们早已偏离了航线。在团队治疗方案中，有关行为误区的内容常被论及。

以下是行为疗法中最常见的错误。

未按时起床。即使您一个晚上根本没睡，您也要按时起床，当然，这个要求对任何人来说都是极其困难的。闹钟在 6 点前几分钟响起时，您应该赶快起床，绝不能拖过 15 分钟再起身，而且一定不要再度睡着。

许多患者坚信自己起床很规律，实际上却因为晚起了一段时间，令自己的卧床时间出现了偏差。尽管这种情况很少发生，但治疗效果会因此大打折扣，因为卧床时间限制期间，身体必须"重新编程"。所以，面对起床时间的规定，我们应该严格遵守。

晚上无意中打了个盹。"我只是闭了下眼，但绝对没有睡着。"谁能断言自己真的一直醒着？除非那些不断发出清醒信号（如说话）的人，或者闭目养神但正在接受脑电波监测（EEG 监测）的人。超短或只有几分钟的睡眠片段，往往可能不被察觉。

一般而言，晚上在沙发上短暂闭目休息时，您可能并不知道自己到底睡着了没有。这一点可能正是行为错误的原因，同时也导致了夜间睡眠的恶化。

放松太少。睡眠时间限制只能缩短入睡时间（包括夜间醒来后），但无法治愈失眠。一个重要的错误成因通常是缺乏放松，而这本是您该努力创造的。

为了避免思维紧绷，您应该问自己以下几个问题：是否已经放慢了自己的日常生活节奏？能更好地从各种事务中抽离自己吗？是过分苛刻地要求自己吗？休息时间足够吗？

恶性循环。睡眠对您而言不再是问题时，您就摆脱了失眠的恶性循环。在这种情况下，您还会留意自己的睡眠能力吗，您还会思考睡眠相关的诸多话题吗，您还会阅读或了解睡眠、失眠相关的内容吗？这些是最难解决的问题之一。

很少有人能够干脆利落地消除无法睡眠的恐惧，对大多数人而言，这种恐惧只会越积越深。不过，您可以通过一个又一个越来越美好的夜晚睡眠来积蓄正能量，重要的是，千万不要将这种睡眠改善贬低为运气或巧合。睡眠的每一次改善都是您自己的功劳！请您将睡眠与失眠的相关话题继续抛诸脑后。

其他睡眠障碍。如果您遵从这些治疗措施后仍无明显改善，则可能还患有其他睡眠障碍。或许是睡眠相关的呼吸障碍，或许是睡眠中的周期性腿动。这两种疾病都可能导致睡眠中断，而且还可能会在未出现病情加重或不安腿综合征等典型伴随症状的情况下发生，其典型特征之一便是日间困倦加剧。无论如何，都要请医生弄清这些睡眠障碍。

举例

　　T女士已患睡眠障碍多年，她承受的主要是日间困倦加剧的痛苦。相比入睡障碍，她的睡眠维持障碍更严重。借助行为疗法，T女士的困倦程度急剧加深，她可以更好地入睡与通眠，但仍感觉极度疲惫。

　　使用呼吸暂停筛查装置对T女士的夜间呼吸进行监测之后，怀疑其患有睡眠呼吸暂停综合征。T女士随后在睡眠实验室里接受检查，并最终得到治疗。现在，她成功地实施了睡眠时间限制，并且终于可以安然通眠了。

　　抑郁症。极少数情况下，纵然采取行为治疗措施，但睡眠仍无改善，患有未经诊断的抑郁症是导致出现这个问题的重要原因。抑郁症是一种十分常见的疾病，遗憾的是，这种病症并不是很容易诊断出来。其主要症状表现为情绪低落与动力降低。

　　抑郁症通常伴有睡眠障碍，特别是早醒。如果借助行为疗法仍无法改善睡眠，抑郁症可能是其重要原因，但这一判断并不是绝对的。

　　除了睡眠障碍，如果您还承受着情绪低落、兴趣缺乏及其他抑郁症状的侵扰，建议您去做一下相关检查。

10.3　失眠与轮班制中的行为

典型的失眠症因错误的行为与态度而持续存在。这种情况下，我们会陷入一种恶性循环，就是对第二天的心理状态产生忧虑，并强化自己对睡眠及睡眠质量不佳的自省。不过也有其他形式的失眠症，如与轮班制工作或伴随抑郁症相关的失眠。

轮班制工作有早班、晚班和夜班之分。根据定义，轮班制工作意味着要背离正常的工作时间。从另一方面来看，轮班制工作虽在正常工作时间外，却属于劳动范围之内。这一特性十分重要，因为我们的活动通常不以（白天的）时间而以实际需求为依据。没有人会把夜间给孩子哺乳的母亲说成是轮班工作人员。

正常工作时间之外进行的职业行为是否会对健康有害，这一疑问很早就得到企业医师、时间生物学家与睡眠医生的关注。那么，夜间工作会伤害身体吗？如果会，有哪些影响？

轮班制工作与生物钟

轮班制工作对人体影响的研究以时间生物学认知成果为基础，这一学科致力于生物过程与进程节律研究。研究发现，"睡眠－觉醒"节律呈现出较强的规律性。大多数人晚上较晚入睡，早上天一亮就起床，很多激素类物质如皮质醇会参与身体进程，随之升高或降低。

20世纪，时间生物学研究过程中，受试者曾被隔绝于（当然是在自愿的基础上）一处地堡数日，他们单独接受监测，没有任何时间相关信息。有趣的是，他们的身体没有表现出24小时节律，而是呈现了各自不同的节律。不过，规律的"睡眠－觉醒"节律却始终持续存在。

受试者与外部世界隔绝，完全没有时间信息的情况下，并未完全失去他们的生物节律，原因何在？研究人员认为人体内有一个或多个控制生物进程的生物钟，其中包括"睡眠－觉醒"节律。

如果我们被迫按照完全迥异的节律生活，既不遵从我们的生物钟，也不依据昼夜更迭，会发生什么情况呢？会对我们的身体造成长期损害吗？有关这方面的研究到目前为止尚无法得出确切结果。

> 我们都知道，轮班制工作可能是干扰睡眠的因素之一，但不是唯一因素。比如，身体之外的因素可能会影响夜班后的睡眠，而早班前睡眠压力过低又令很多人难以快速入睡。不过，尚无证据表明经年轮班工作会持续干扰睡眠，也没有证据表明作息时间变化会引起器质性损害。

轮班制工作中，我应该注意什么

卧床时间不规律时，以下几点十分重要。

休息。人在日间很容易变得活跃起来，即便是下了夜班以后，人也会保持活跃。不过，请您记住，您的身体此刻和上完白班后一样需要休息。请您根据轮班工作情况来规划您的逛街购物事项，如什么时候需要购买食物，什么时候去银行等。下了夜班后请您一定要休息，这是您的休闲时间。

打盹。清醒的时间越长，睡眠压力就越高。您可以通过打盹来降低过高的睡眠压力。如果您必须要上夜班，又担心睡眠压力过高，可以有针对性地打个盹。有关打盹的问题，请参见7.6节。打盹的时间不宜过长，不应超过 30 分钟。很少有工人能够在夜班期间打一会儿盹，不过，研究表明打盹的确可以提高生产率。

过度疲劳的危险。睡眠不足会使人疲惫不堪！即便您能应对好自己的工作，还是要想一想，您还有一段回家的路要走。疲倦，特别是非自主入睡，有时只在休息的情境中才会出现。作为驾驶员，首要责任是确认自己是否适合驾驶机动车。

并非所有事情都与轮班有关。若您的睡眠越来越糟，这可能是轮班制工作引起的，但也未必一定如此。试想一下，很多人都在轮班工作，但他们并未因此出现睡眠障碍，因此，出现睡眠障碍或许还有其他原因。如果您的焦虑增多，可能是因为您正承受某些事务带来的压力。如果您出现了严重困倦，即便非轮班日也这样，那么您就得去检查一下您的睡眠质量了。

清晨型还是夜晚型？事实上，真的有这样一群清晨型的人，一到晚上早早就感到疲倦，而那些猫头鹰型的人是夜里睡不着，早上起不来。极端的清晨型与夜晚型兼具的人很少，大多数人都偏向其中一种类型。按照各自的个性类型分配工作，对轮班制工作十分重要。

10.4　失眠症与睡眠呼吸暂停综合征

无法入睡有很多生理方面的原因，其中之一便是睡眠中的呼吸紊乱。如果您怀疑自己在睡眠过程中存在呼吸暂停现象，一定要把这件事查清楚。这一问题可以通过专业医师解决，医师那里通常都有呼吸暂停筛查装置，借助该装置可以移动检查呼吸状况。也就是说，您可以将该记录装置带回家，睡前戴上，第二天再带给医生评估。

如果您确诊患有睡眠呼吸暂停症状，应予以治疗。未经治疗的睡眠呼吸暂停综合征不仅危害身体，也损害睡眠，所以您要主动寻求治疗。但是，如果您之前已有入睡方面的问题，比如失眠症，那这种情况下会不会因为治疗而导致睡眠更糟？

举例

　　由于入睡及睡眠维持障碍，X 先生前往睡眠门诊就医。他自诉睡前数小时就开始担心自己无法入睡。现在，他被确诊为睡眠呼吸暂停综合征患者，需要戴呼吸面罩。如果他不戴面罩时都难以入眠，如今他戴着这个面罩怎么睡觉呢？

每个入睡困难的人，自然都希望能够优化入睡条件。也就是说，尽可能创造舒适的睡眠环境。向鼻腔内持续输入空气的面罩，对入睡障碍患者而言，却是一个显著的干扰因素。这种情况下，该作何建议？

第一，如果您同时患有睡眠呼吸暂停综合征和失眠症，应该考虑两种疾病一起治疗。因为这两种疾病对彼此都有负面影响。未经治疗的呼吸暂停会干扰睡眠的连续性，这就意味着，您想方设法成功入睡后，却可能被呼吸暂停再次唤醒。另一方面，如果您不治疗失眠症，而是戴着CPAP（持续气道正压通气）面罩躺在床上，您或许根本无法入眠。因此，请您尝试同时治疗这两种疾病。

第二，请您和您的医生谈一谈，您对戴着面罩睡觉有何忧虑。有些人患有幽闭恐惧症，也就是说，他们戴上面罩会产生促狭导致的压抑感，这种情况可以通过心理疗法得到很好的治疗。

第三，患有睡眠相关呼吸障碍时，应该慎用安眠药。有些安眠药会导致呼吸不畅，服用安眠药后，有可能加重呼吸暂停。如果您同时患有睡眠相关呼吸障碍与失眠症，就更应采用针对失眠症的行为疗法。

失眠症与睡眠相关呼吸障碍并非完全独立，而是相互影响，所以说，有些病症要尝试同时治疗。

附录：测试和解答

附录A 健康睡眠卫生测试（第3.7节）

我的行为	是	否
只有感觉能够睡着时，我才会上床睡觉。 原则上，应该在认为自己能够睡着时才去睡觉。（参见第9.5节 刺激控制）	☹	☺
晚上看电视时，我会打瞌睡。 在预定的卧床时间之前打瞌睡，会大大降低睡眠压力，无论如何都要避免。	☹	☺
夜里睡不着，我会看表。 夜间醒来后不应该看表，否则会难以再度入眠。	☹	☺
早晨我喜欢赖床，尤其没睡好觉时。 长时间躺卧一直躺到白天，会恶化夜间睡眠。	☹	☺
我喜欢定期了解有关睡眠与睡眠障碍的新信息。 与睡眠及睡眠卫生相关的信息大部分会令人感到不安。特别是网上的信息，一番查究后，反而会觉得自己的睡眠问题更严重了。	☹	☺
我经常运动，至少白天会进行足够的锻炼。 经常运动始终都是件好事，而且对睡眠也有益。	☺	☹

为了更好地睡眠，我晚上会喝一点儿酒。 把酒精当作安眠药的话题，参见第5.7节。	☹	☺
怕睡不好觉时，晚上我会避免参加社交活动。 这是预护态度的典型做法，长此以往，会恶化睡眠。	☹	☺
我晚饭吃得很早，以免对睡眠造成负担。 这种做法毫无科学依据。	☹	☺
即使有压力，我也要确保可以定期放松自我。 放松是优质睡眠的前提。	☺	☹

附录B　无睡眠障碍者睡眠行为相关问题答案示例（第6.4节）

（1）您通常何时上床睡觉？

23点左右。

（2）您一般何时起床？

6点半左右。

（3）您平时夜间睡眠的平均时间是多少？

6–7小时。

（4）您周末的平均睡眠时间是多少？

8小时。

（5）您夜间平均觉醒几次？

并未觉醒。

（6）您平均需要多长时间才能入睡？

不太清楚，立刻就能睡着。

（7）您的卧床平均时数，取决于是否在睡觉吗？

几乎不。

（8）您白天会睡觉吗？如果是，睡多久？

不会。如果睡，大概 15 分钟吧。

附录 C　睡眠卫生规则（第9.2节）。

睡眠卫生规则，请您逐行勾选。您如何评价合理还是不合理？

失眠症（慢性睡眠障碍）行为措施	合理	不合理
我每天晚上必须在同一时间睡觉。		√
我不能太晚吃饭。		√
我绝不能饮酒。		√
我必须戒掉咖啡。		√
我应在早晨充分享受阳光。	√	
我应在午夜前上床睡觉。		√
我需要安静的睡眠环境。	√	
我的卧床时间不应超过 6 或 7 个小时。	√	
我的卧室内不可以放电视机。		√
夜间，我不能在上床睡觉前睡着（如在沙发上）。	√	
我在卧室内应该尽量少用电器。		√
夜间自主醒来时，我不应看表。	√	
我的入睡仪式对快速入睡至关重要。		√

我不应在日间睡觉。	√	
我应在日间进行充足的休息与放松。	√	
我应该不断了解睡眠和睡眠障碍相关信息。		√
我应在晚上保重身体，只做些平和的事情。		√
因为蓝光，我在入睡前不应使用手机或者电脑。		√
晚间，我不应再做任何运动。		√